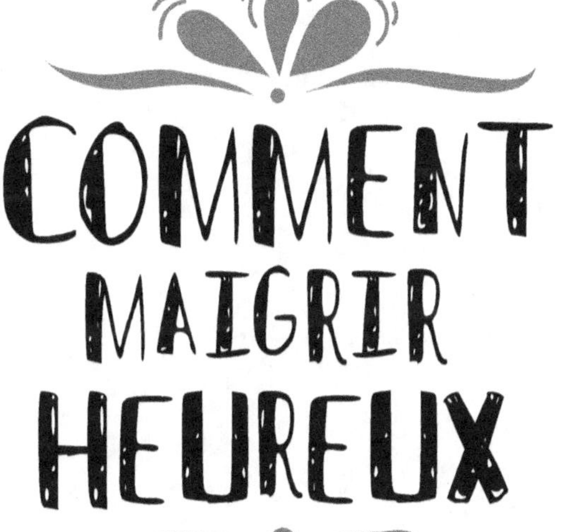

COMMENT MAIGRIR HEUREUX

quand on n'aime ni le sport ni les légumes

Groupe Eyrolles
61, bd Saint -Germain
75240 Paris Cedex 05

www.editions-eyrolles.com

Création de maquette et mise en pages :
www.atelier-du-livre.fr

Dr Laurence Plumey

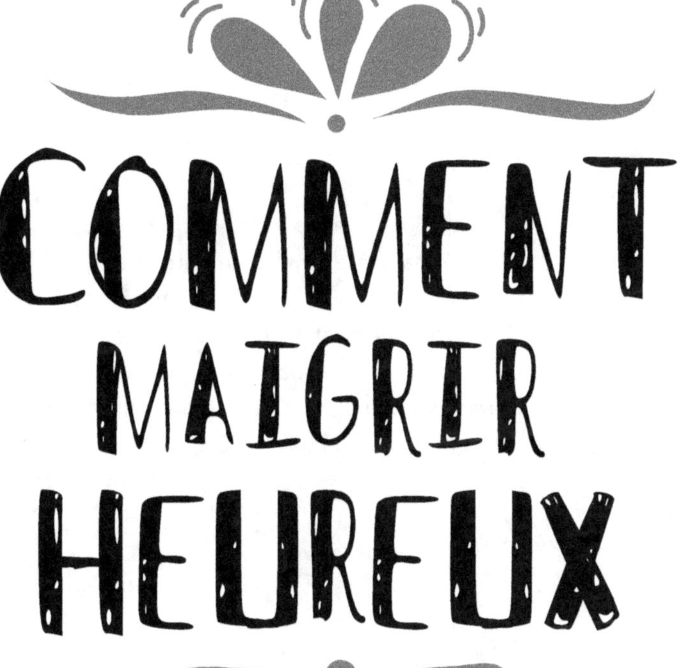

COMMENT MAIGRIR HEUREUX

quand on n'aime ni le sport ni les légumes

EYROLLES

À Sam et à Maxime, les deux amours de ma vie.
À ma chère famille aimante et toujours présente.
À tous mes amis fidèles.
À tous mes patients heureux d'avoir bien maigri et
à tous ceux qui le seront aussi bientôt.
À tous mes confrères médecins à qui j'enseigne la nutrition depuis de
nombreuses années et à qui j'ai transmis l'art du conseil nutritionnel
gourmand et efficace !

Merci à tous !

Préambule

Attention, ce que vous tenez entre les mains n'est pas un livre de régime comme un autre ! Celui-ci va changer votre vie, car vous allez vous y reconnaître. C'est votre histoire, ce sont vos problèmes, vos joies et vos déceptions ; c'est l'histoire des kilos qui pèsent sur votre corps et sur votre âme. Je vais vous aider à vous en libérer, non pas en vous imposant des règles universelles qui se veulent salutaires pour tous et qui ne conviennent finalement à personne, mais en vous apprenant à identifier vos besoins, à répondre à vos envies... tout en vous amenant, par mes conseils, à perdre du poids avec bonheur, gourmandise, sans avoir le sentiment de suivre un régime. La vie est trop belle pour se priver ! Trouvez le sens de ce que vous faites et faites-le avec plaisir, détermination et motivation.

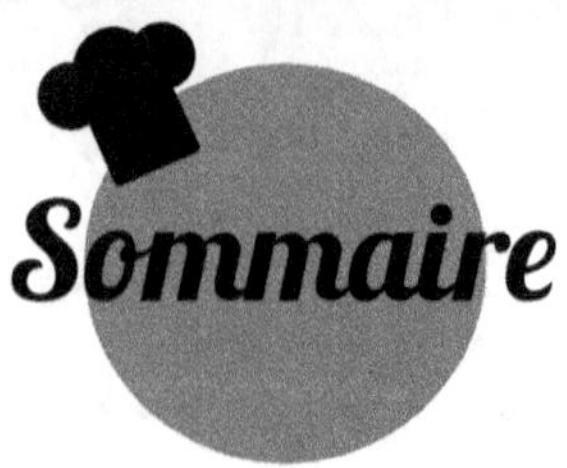

Sommaire

PARTIE 2 : *Passez à l'action et changez votre comportement durablement : adoptez ma méthode* *53*

Chapitre 1 : PRÉSENTATION DE MA MÉTHODE 55

Chapitre 2 : VOTRE PROGRAMME EN TROIS TEMPS 61

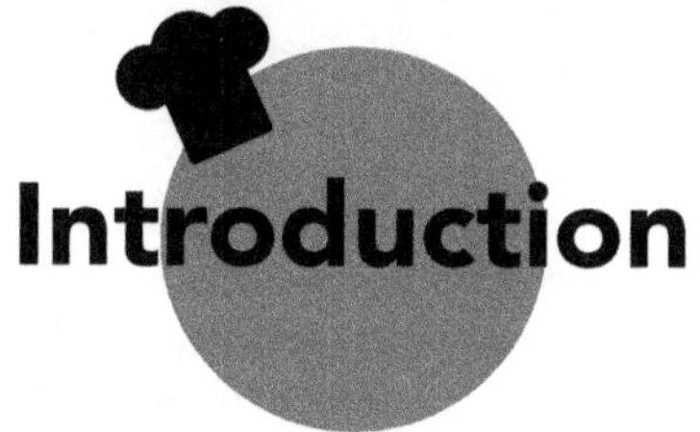

Introduction

Trouvez le sens de ce que vous faites pour votre santé

Ce livre n'est pas un livre de régime comme les autres ! Pourquoi ? Parce qu'il tient compte de vos problèmes, de vos envies et de vos contraintes. Impossible, me direz-vous ! Les histoires personnelles de chacun sont trop nombreuses pour que l'on puisse en faire le tour en un seul livre. C'est un fait ! Toutefois, en vingt-cinq ans de pratique professionnelle, je vous assure que j'ai eu le temps de répertorier les histoires de vie les plus couramment liées au poids. Et à chaque histoire correspond une solution pour perdre du poids. Tout le monde ne peut pas, et ne doit pas, suivre le même régime.

Pourquoi la plupart des régimes ne marchent pas

Au-delà du fait que certains régimes peuvent s'avérer dangereux, comment voulez-vous suivre un régime très hyperprotéiné si vous n'aimez ni la viande, ni le poisson, ni le fromage blanc ? Comment voulez-vous n'avaler que des jus de légumes et des soupes si vous détestez cela ? D'ailleurs, une étude récente très intéressante montre que seulement 3 % des adeptes de régimes en suivent scrupuleusement les conseils ; les 97 % restants les adaptent très rapidement à leurs envies, habitudes et contraintes et ils ont bien raison, car la plupart de ces régimes sont non seulement inefficaces sur le moyen et long terme, mais ils sont aussi difficilement applicables, car inadaptés quand on mène de front une vie sociale, professionnelle et familiale.

Je suis amenée, en milieu hospitalier, à prendre en charge des patients candidats à la chirurgie bariatrique (pour maigrir) qui pèsent en moyenne plus de 140 kg. Je suis frappée de voir que toutes ces personnes ont suivi des régimes toute leur vie ! Plus elles ont suivi de régimes, plus elles ont pris du poids. Cela s'explique très bien physiologiquement. À chaque fois que vous abaissez sévèrement et rapidement votre niveau d'apport calorique, le corps s'en défend, d'une part, en allant chercher les calories qui lui manquent dans les muscles, puis dans la graisse, d'autre part, en économisant ses propres dépenses caloriques de base. En somme, vous modifiez votre métabolisme et vous favorisez le stockage des graisses. Vous imaginez ce qui se passe lorsque vous vous remettez à manger ! C'est le classique phénomène du yo-yo avec reprise de poids ; les muscles que vous avez perdus ne sont pas remplacés et comme ils représentent une partie importante de votre chaudière calorifique interne, au fil des régimes, le corps dépense moins de calories, stocke de plus en plus facilement, devient de plus en plus gras et de moins en moins musclé.

Je vais vous proposer un régime différent qui va vous aider à maigrir dans de bonnes conditions. Ma méthode va vous amener à revoir votre mode de vie, non pas parce que je vous l'aurais imposé, mais parce que tout naturellement, elle vous semblera évidente et adaptée à votre attente.

Comprendre les raisons de votre prise de poids

En premier lieu, il vous faut comprendre les raisons de votre prise de poids. Cette première réflexion est fondamentale, car selon votre histoire, vous ne suivrez pas le même régime.

Cette première étape vous permettra de pressentir la solution la mieux adaptée à votre problème et vous verrez que la restriction calorique n'est pas toujours la bonne solution ; elle peut même être un facteur aggravant si elle est isolée et déraisonnablement drastique. Il y a aussi des situations où la pratique d'un régime restrictif est strictement déconseillée. Il est important de le savoir.

Trouver le déclic pour changer

Une fois les raisons de votre prise de poids cernées, il vous faudra trouver le déclic qui vous fera avancer.

Il devra être suffisamment puissant pour vous donner l'envie de changer durablement vos comportements. Dès lors que l'on s'attaque au plaisir de manger, il faut vraiment une forte motivation pour « tenir » longtemps. Avoir un vrai déclic est un moteur d'efficacité très puissant ! Je vais vous aider à le trouver et vous en proposer quelques-uns qui ont bien marché : il suffit souvent d'un mot, d'une idée, d'une image… À vous ensuite de le faire vôtre.

Agir et changer

À partir de là, vous allez passer à l'action et changer durablement vos comportements.

Je vous proposerai différents types de régimes adaptés à des situations différentes ; vous choisirez celui qui vous conviendra le mieux. Ils ont tous cependant un point commun : ils respectent la physiologie du corps humain, ils ne dérèglent pas le métabolisme car ils sont proches des besoins naturels et ils sont suffisamment copieux pour être durablement rassasiants. Vous allez maigrir en bonne santé, avec gourmandise et serez beaucoup moins exposé au risque de yo-yo qu'avec les autres régimes.

Pourquoi ? Parce que vous allez apprendre beaucoup de choses qui vont vous rendre autonome et efficace dans la régularité, tout en préservant bien évidemment votre plaisir de manger !

Il y a régime et régime… Pour beaucoup, le mot « régime » signifie austérité, restriction, frustrations. Je vous rassure, on peut très bien arriver à maigrir sans s'imposer de souffrances et sans mourir de faim. Mes « régimes » sont tout à fait compatibles avec le plaisir de manger, tout en étant efficaces. Ils représentent plus une certaine façon de manger qu'une restriction calorique drastique.

Les trois régimes dont je vais vous parler le plus sont :
* le 1 200 kcal[1] par jour, pour initier la perte de poids sans carences ni fonte musculaire ;
* le 1 500 kcal par jour, pour entretenir la perte de poids en ayant une alimentation vraiment rassasiante ;
* le 1 800 kcal par jour, pour se stabiliser sans reprendre le poids perdu.

Selon la (ou les) cause(s) de votre surpoids, je vous conseillerai de suivre ces trois régimes successivement, ou de démarrer directement à 1 500 kcal par jour.

Adapter son hygiène de vie

Il ne suffit pas de changer son alimentation ! Il faut aussi pratiquer une activité physique et adapter son sommeil.

En effet, une activité physique régulière, voire une activité sportive, vous permet non seulement de brûler des calories, mais aussi de renforcer votre masse musculaire. Et plus vous avez de muscles, plus vous augmentez l'activité de votre chaudière calorifique, autrement dit vos dépenses caloriques de base.

Avez-vous remarqué que les adultes bien musclés ont toujours chaud, que les adolescents sortent dehors en tee-shirt alors qu'il vous faut un pull et un manteau pour ne pas grelotter, même si vous avez un bon pannicule adipeux ! La faute à qui ? Aux muscles, qui vous font défaut.

En faisant de l'endurance (marche, course, natation, vélo), vous brûlez des calories ; en faisant de la résistance (la musculation), vous augmentez le thermostat interne de la chaudière et vous brûlerez davantage de calories sans lever le petit doigt !

---

1. Je vous parle de kcal car ce sont ces unités qui figurent sur les emballages. Dites-vous que cela correspond aux calories dont on parle en langage courant.

Mais beaucoup de gens n'aiment pas bouger ! Et nombreux sont ceux qui n'en ont pas le temps... Alors l'équation est simple : soit on choisit d'être et de rester sédentaire et il faut alors manger comme un sédentaire c'est-à-dire en contrôlant ses apports caloriques en permanence, soit on choisit de vivre librement sa gourmandise et dans ce cas, il faut s'organiser pour bouger davantage et être actif.

Un sportif de haut niveau me disait : « J'ai choisi d'être sportif parce que je suis gourmand. » Je vous laisse méditer cette phrase !

LA SÉDENTARITÉ : UN PROBLÈME PLANÉTAIRE !

Dans tous les pays où l'obésité explose, le niveau d'activité physique de la population chute dramatiquement. En France, nous « économisons » en moyenne 300 kcal par jour parce que nous marchons moins (nous utilisons notre voiture ou les transports), que nos métiers sont de plus en plus sédentaires (nombre d'entre nous sommes assis devant un écran). Et, pour nous remettre du stress et de la pression au travail, nous préférons bien souvent le repos et les loisirs de détente au sport. On estime effectivement que seul un Français sur deux pratique régulièrement une activité sportive.

Outre l'activité physique, il est important de prendre soin de son sommeil. Incroyable mais vrai, ne pas dormir assez peut faire grossir. Vous voulez un exemple concret ? Prenez celui des travailleurs de nuit. Il est clair, malheureusement, qu'ils ont plus de problèmes de poids et de maladies cardiovasculaires que les autres... sauf ceux qui s'organisent pour bien manger, être actifs et bien dormir (de jour !). Chez eux, le manque de sommeil (qu'ils n'arrivent pas à très bien récupérer) entraîne de nombreux bouleversements dans leur santé ; manquer de sommeil, ce n'est pas seulement une question de fatigue, c'est aussi une question de santé !

Or, la durée du sommeil baisse de génération en génération (nous avons perdu une heure de sommeil ces dix dernières années) et, comme par hasard, le surpoids augmente ! Donc, dormez, dormez...

En pratique

Je vous expliquerai concrètement comment ne pas attaquer votre masse musculaire et rester en bonne santé. Et pour tenir compte des goûts et contraintes de chacun, j'ai rédigé de très nombreuses fiches pratiques santé et plaisir pour savoir comment maigrir quand on aime le sucré, quand on aime le fromage, quand on travaille de nuit ou en horaires décalés, quand on est végétarien, quand on a un budget serré... autant de contextes variés et courants qui, s'ils ne sont pas pris en compte, peuvent contrarier l'efficacité d'un « régime ».

Pour que vous connaissiez bien tous les aliments, leurs caractéristiques, leurs apports, j'ai rédigé des fiches aliments que vous trouverez regroupées en fin d'ouvrage. Elles sont suivies de recettes allégées, variées, faciles à réaliser au quotidien.

Suivez bien maintenant toutes les étapes que je vous propose et piochez dans les fiches pratiques celles qui correspondent à votre profil, elles vous rendront service tous les jours !

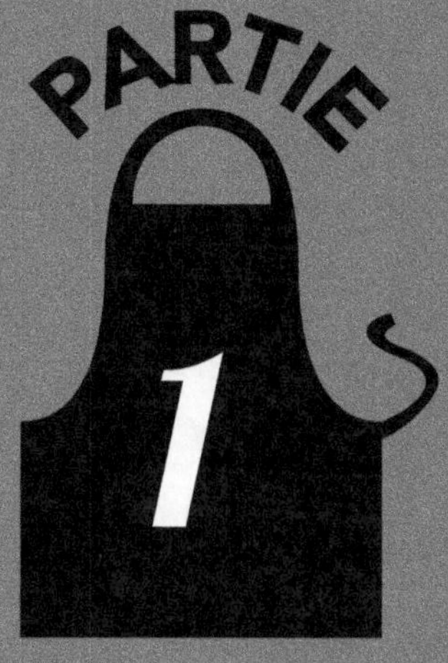

CHECK-UP :
où vous en êtes dans votre prise de poids

Pourquoi vous avez pris du poids

Je vous rassure, il n'y a pas que vous ! Les chiffres de l'obésité ne cessent de progresser, surtout dans des pays comme la Chine, l'Inde, le Mexique, le Brésil. Les États-Unis ne sont plus seuls à souffrir de ce problème et en France, si nous ne faisons rien pour endiguer ce phénomène, on estime qu'en 2050, nous aurons rejoint les Américains dont aujourd'hui 70 % de la population adulte sont en surpoids – dont 30 % d'obèses !

Il n'est pas étonnant, dans ces conditions, que l'espérance de vie, qui n'avait cessé d'augmenter ces dernières années dans les pays industrialisés, soit en train de se stabiliser et finira sans doute par régresser ; un adulte obèse a en effet en moyenne dix à treize années d'espérance de vie en moins qu'une personne de corpulence raisonnable.

Repères

Les données en France[1]

On estime que 33 % des Français adultes sont en surpoids modéré (entre 10 et 20 kg excédentaires) et que 15 % présentent une obésité (un excès de plus de 20 kg), avec une plus grande augmentation des cas d'obésité chez les femmes que chez les hommes. Durant ces quinze dernières années, le poids moyen des Français a augmenté de 3,6 kg (de 68,9 kg en 1997 à 72,5 kg en 2012) et le tour de taille s'est élargi de + 5,3 cm (de 85,2 cm à 90,5 cm). La taille a, elle, très peu augmenté (+ 0,7 cm).

En somme, le Français s'élargit et s'arrondit plus qu'il ne grandit ! Actuellement en France, on compte un peu plus de 7 millions d'obèses. Le phénomène est également très inquiétant chez les enfants et adolescents : un enfant sur six est en surpoids et il a 70 % de risque de le rester à l'âge adulte s'il est encore en surpoids à l'âge de 10 ans.

---

1. Les chiffres communiqués ici datent de 2012 et sont issus de l'enquête nationale sur l'obésité et le surpoids, ObÉpi 2012.

Pourquoi le Français grossit-il si vite ? Parce qu'il mange plus qu'il ne se dépense ! En moyenne, le niveau des dépenses caloriques a baissé de 300 kcal par jour. Autrefois, on marchait au moins 5 à 6 km par jour ; aujourd'hui, on marche deux fois moins, mais nous n'avons pas, pour autant, abaissé notre niveau d'apport calorique. Nous mangeons plus gras, plus sucré et sommes devenus des sédentaires. L'équation est simple !

La solution pourrait l'être tout autant : bouger plus et manger moins. Mais cela est plus facile à dire qu'à faire. Pourquoi ? Parce que nous sommes gourmands, que l'offre de produits gras et sucrés s'est considérablement développée et que la société est de plus en plus conçue pour nous rendre sédentaires.

Tout est pensé pour favoriser la politique du moindre effort ; pas étonnant que l'on devienne paresseux. Mais le prix à payer est élevé. Alors ne restez pas passif, et prenez votre vie en main. C'est votre objectif et vous allez l'atteindre, car vous avez sûrement envie de vivre le plus longtemps possible et en bonne santé !

Le poids « idéal » : l'IMC

Si le poids idéal n'existe pas dans l'absolu, sur le plan physiologique, les médecins et les scientifiques se basent sur la notion d'indice de masse corporelle (IMC) qui est une formule mathématique intégrant le poids et la taille : IMC = poids (en kg)/taille au carré (en m^2). On estime, sur la foi de données épidémiologiques, que la corpulence est correcte quand l'IMC se situe entre 18,5 et 25.

En somme, si vous mesurez 1,67 m, votre fourchette de poids considérée comme correcte irait de 51 kg (IMC = 18,5 – à la limite de la maigreur) à 69 kg (IMC = 25 – à la limite du surpoids), l'idéal se situant entre 58 et 63 kg.

Sur cette base, à vous maintenant d'estimer ce que vous appelleriez votre poids idéal. C'est sans doute celui dans lequel vous vous sentez bien ; votre corps vous plaît et ne vous pèse pas. Ne cherchez surtout pas à vous imposer un poids qui ne vous correspond pas. Beaucoup de gens commettent l'erreur de chercher à retrouver le poids de leurs 20 ans, alors qu'ils ont plus de 50 ans. Le corps évolue avec le temps, et il est tout à fait légitime de prendre du poids avec l'âge ; il faut l'accepter (tant que cela reste raisonnable bien sûr) et travailler surtout à votre bonheur et à votre épanouissement personnel.

LES REPÈRES OFFICIELS

Les repères sont établis sur la base de l'IMC : poids (kg)/taille au carré (m²).

Corpulence maigre : IMC < 18,5.

Corpulence normale : 18,5< IMC < 25.

Surpoids : 25 < IMC < 30.

Obésité : IMC > 30.

Attention, on peut avoir un IMC élevé quand on a une forte masse musculaire, ou des œdèmes, sans pour autant que cela traduise un surpoids !

Vous pouvez aussi mesurer votre tour de taille (TT) :

Chez la femme : TT satisfaisant < 88 cm.

Chez l'homme : TT satisfaisant < 102 cm.

C'est un critère important, car on estime que l'excès de graisse abdominale est responsable des complications métaboliques et cardiovasculaires du surpoids – à la différence de la graisse des cuisses et des fesses qui est relativement inoffensive (mais plus difficile à chasser et tout aussi inesthétique !).

L'effet de l'âge

Triste réalité que l'évolution du corps au fil du temps ! Après la belle éclosion musculaire de l'adolescence, on perd en moyenne 40 % de sa masse musculaire entre 20 et 80 ans ! Or, ces muscles qui nous lâchent peu à peu vont contribuer à nous faire grossir : notre corps dépense moins de calories de base, et nous avons moins envie de bouger. En somme, peu à peu on perd en force et on gagne en rondeur ; on devient également plus frileux !

D'ailleurs, si l'on regarde les statistiques sur l'obésité en France, c'est entre 50 et 70 ans (ensuite, on maigrit) que les chiffres sont le plus élevés : pratiquement un senior sur cinq est obèse et l'on estime qu'en 2050, ce sera un sur trois !

En somme, sachez ceci : si l'on ne fait rien pour corriger son surpoids, il va s'aggraver tout au long de la vie. Les 10 kg de trop à l'âge de 25 ans vont se transformer en 30 kg à 40 ans, puis on 50 kilos de trop à l'âge de 50 ans.

40 TONNES DE NOURRITURE SUR UNE VIE ENTIÈRE

Reconnaissez quand même que notre corps est une merveille : avec une consommation totale de 40 tonnes de nourriture sur une vie entière, notre poids ne varie que de 3 à 4 kg (en moyenne) entre l'âge de 20 ans et l'âge de 80 ans ! Cela représente une variabilité de 1/10 000 ! Nous avons donc, dans notre cerveau, un « pondérostat » remarquablement efficace qui contrôle nos sensations de faim et de rassasiement, ainsi que nos métabolismes, pour maintenir notre poids relativement stable ! Mais chez certaines personnes, ce « pondérostat » est déréglé pour diverses raisons (génétiques, psychologiques, environnementales, médicamenteuses, etc.). La gourmandise n'est pas toujours responsable de la prise de poids, n'en déplaise à ceux qui pensent que les « gros » sont des faibles incapables de se maîtriser.

Les facteurs génétiques

Pourquoi certaines personnes grossissent-elles plus facilement que d'autres ?

Il est certain que la génétique compte pour beaucoup, mais cela ne doit pas servir d'excuse. Il y a des gènes de prédisposition à l'obésité et malheureusement, ils sont nombreux. Il y a quelques années, quand on l'a découvert, on a pensé que le gène de la leptine était *le* gène de l'obésité. La leptine est une molécule sécrétée par le tissu adipeux qui agit au niveau du cerveau pour déclencher la sensation de rassasiement. Toutefois sa mutation est très rare et pour la majorité des cas de personnes en surpoids, on a identifié l'existence d'une quarantaine de mutations au niveau des gènes impliqués dans la gestion du stockage des graisses, dans l'appétit, dans les dépenses caloriques de base… En somme, beaucoup trop pour pouvoir maigrir avec une thérapie génique ciblée.

L'environnement

L'environnement compte pour beaucoup dans la prise de poids, et ce à tous les âges de la vie, même à l'état utérin. Une mère peut prédisposer son bébé à devenir un futur obèse, soit en mangeant trop, soit en mangeant trop peu… car elle influence déjà l'expression des gènes de son bébé (c'est ce que l'on appelle l'épigénétique). Donc, un bon conseil pour un bon déroulement de grossesse : mangez varié et équilibré. Ce n'est sûrement pas le moment de faire un régime – ni de vous lâcher et de manger pour deux.

Par ailleurs, il est bien connu que des apports caloriques excessifs (ou des régimes restrictifs à répétition avec yo-yo) et une sédentarisation progressive aboutissent à une prise de poids, même chez des gens qui étaient minces durant leur enfance. La vigilance doit être permanente, sans pour autant devenir une obsession.

De plus, pas de fatalisme quand il y a des cas d'obésité dans la famille. Raison de plus pour bouger et soigner son alimentation tout en se faisant plaisir, bien sûr. J'ai connu bien des parents obèses qui avaient des enfants de poids tout à fait normal, car ces enfants étaient dynamiques et mangeaient très bien et de tout.

La leçon de tout cela : faites confiance en vos sensations internes (signaux de la satiété et du rassasiement) car votre corps est parfaitement adapté pour bien réagir – et ne le déréglez pas en lui imposant des rythmes et des apports alimentaires soit excessifs soit dérisoires.

RÉAGISSEZ VITE !

Ne laissez pas les kilos s'accumuler. Un kilo est si vite pris et si dur à perdre. De nombreuses personnes pesant plus de 100 kg disent avoir été minces quand elles étaient jeunes ; elles se sont laissé aller et ne se sont pas senties devenir grosses. Elles se sont peu à peu habituées à leur nouveau corps, et ont ainsi progressivement évolué vers l'obésité. Jusqu'au jour où le déclic s'est produit ! Il fallait comprendre et agir !

Les raisons de votre prise de poids

☐ Vous êtes en surpoids depuis l'enfance (☛ p. 25).

☐ **Vous avez multiplié les régimes** (☛ p. 26).

☐ Vous calmez vos émotions en mangeant (☛ p. 27).

☐ **Vous avez pris du poids à la ménopause** (☛ p. 28).

☐ La gourmandise est votre péché mignon (☛ p. 29).

☐ **Vous avez arrêté le sport** (☛ p. 30).

☐ Vous avez pris du poids avec vos grossesses (☛ p. 31).

☐ **Vous êtes trop sédentaire** (☛ p. 32).

☐ Vous accumulez le stress au travail (☛ p. 33).

☐ **Vous travaillez de nuit ou en horaires décalés** (☛ p. 34).

☐ Vous avez arrêté de fumer (☛ p. 35).

☐ **Vous souffrez de troubles alimentaires** (☛ p. 35).

☐ Votre surpoids est héréditaire (☛ p. 36).

☐ **Vous avez un problème de thyroïde** (☛ p. 36).

☐ Vous avez pris des médicaments qui font grossir (☛ p. 38).

☐ **Vous avez pris des corticoïdes à haute dose** (☛ p. 39).

Vous êtes en surpoids depuis l'enfance

Vous avez toujours été en surpoids depuis votre petite enfance, et cela s'est aggravé avec le temps, surtout au moment de l'adolescence. Vous en souffriez à l'école car les autres enfants ne se gênaient pas pour vous le faire remarquer, puis c'est devenu insupportable, en pleine adolescence, quand le regard des autres devient si important. Bien sûr, vous avez essayé tous les régimes ; mais à chaque fois, la même rengaine : se priver, maigrir, arrêter le régime, puis regrossir. Au fil des années, vous avez pris de plus en plus de poids et vous voilà maintenant quasiment en situation d'obésité. Tous ces régimes vous ont détraqué et vous avez au moins 20 kg de trop…

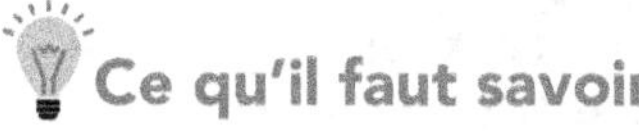 ## Ce qu'il faut savoir

Les parents d'enfants trop gros ont une lourde responsabilité ; bien souvent, ils les ont gavés de sucreries et de boissons sucrées et ont adopté la politique du moindre effort à la maison ; puis face à la prise de poids progressive, ils n'ont pas réagi, en pensant que cela allait s'arranger avec la croissance, et qu'après tout, il n'était pas question de supprimer les bonbons, gâteaux et pains au chocolat. Ils ont simplement ignoré que la situation ne ferait qu'empirer tant que les comportements n'auraient pas changé.

Et pourtant, ce n'est pas punir un enfant que de l'éveiller au plaisir de manger de tout et, entre autres, des légumes et des fruits ; ce n'est pas punir un enfant que de l'habituer à boire de l'eau quand il a soif plutôt que du soda ; ce n'est pas punir un enfant que de lui transmettre des valeurs d'équilibre alimentaire où chaque aliment a sa place y compris les douceurs sucrées à condition de les consommer à bon escient et sans excès. C'est lui promettre la santé à laquelle il a droit. Vous avez peut-être été victime de ces comportements très fréquents qui reposent, certes sur de l'amour, mais aussi sur une certaine inconscience des parents quant aux conséquences à long terme d'une mauvaise alimentation sur la santé de leurs enfants. Donc, vous voilà en surpoids et maintenant vous devez vous battre pour perdre tous ces kilos accumulés pendant les années de votre enfance. Rassurez-vous, il est encore temps.

Ce qu'il faut faire

Ne faites surtout pas un régime sévèrement restrictif, car vous avez déjà probablement développé une résistance métabolique au fil de tous les régimes que vous avez suivis – ce qui vous fait dire que, maintenant, même en mangeant de la salade, vous n'arrivez plus à maigrir. Dans votre cas, il est absolument indispensable d'associer un rééquilibrage alimentaire et calorique, avec nécessairement de l'activité physique pour cumuler les déficits caloriques sans vous exposer aux carences et au yo-yo d'un régime déraisonnablement restrictif qui ne ferait qu'aggraver votre résistance métabolique.

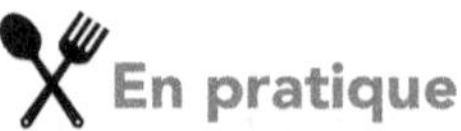 En pratique

Vous commencerez par l'étape 1 200 kcal par jour (femme) ou 1 500 kcal par jour (homme gros mangeur) en la complétant avec au moins 300 kcal d'effort physique par jour. Une fois l'amorce de perte de poids bien débutée, vous pourrez passer aux étapes suivantes (1 500 kcal, puis 1 800 kcal). Nous verrons cela dans les chapitres suivants.

> ### UN ENFANTS DE PETIT POIDS À LA NAISSANCE A PLUS DE RISQUES QU'UN AUTRE DE SOUFFRIR DE SURPOIDS PAR LA SUITE
>
> L'épigénétique nous apprend qu'un bébé exposé, dans le ventre de sa mère, à un manque de nourriture (malnutrition, suivi de régimes restrictifs) adapte ses métabolismes et fonctionne en mode « économie d'énergie ». Cela risque de lui porter préjudice à la naissance s'il est exposé à une nourriture abondante par des parents désireux de lui faire rattraper son déficit pondéral, l'exposant par là même au risque de surpoids. Il devra donc être nourri de façon équilibrée, ni plus, ni moins.

Vous avez multiplié les régimes

Je vois très régulièrement des personnes qui n'avaient au départ qu'un surpoids modéré et qui sont devenues obèses parce qu'elles ont enchaîné des régimes restrictifs pendant de nombreuses années. Toujours le même scénario : belle perte de poids sur deux à trois mois, suivie de lassitude, fatigue et arrêt du régime avec reprise des anciennes habitudes ; s'ensuit alors une reprise accélérée des kilos perdus, avec à la clé un bonus de 4 à 5 kg supplémentaires. Les 20 à 30 kg qui séparent le surpoids modéré de l'obésité sont vite franchis et la personne passe progressivement de 70 kg à plus de 100 kg !

Ce qu'il faut faire

Surtout, il faut éviter de pousser le corps à s'adapter à la restriction calorique en baissant ses propres dépenses caloriques ! Il faut simplement gérer les excès de gras et de sucre pour les ramener à une consommation raisonnable et à une baisse d'apport calorique modérée (moins de 30 % de l'apport calorique spontané excessif), ne pas descendre en dessous de 1 000 kcal par jour pour ne pas modifier les métabolismes, et augmenter vos dépenses caloriques en boostant votre niveau d'activité physique.

En pratique

Il est possible qu'à cause de tous les régimes sévères ou totalement déséquilibrés que vous avez suivis, vos dépenses caloriques de base soient devenues plus faibles. Autrefois, il vous fallait 1 800 à 2 000 kcal par jour pour maintenir votre poids stable et maintenant il vous faut seulement 1 500 kcal, car votre corps fonctionne en mode « économie d'énergie » à cause des régimes. Voilà pourquoi vous maigrissez de plus en plus difficilement et que vous faites des régimes de plus en plus sévères qui aggravent encore plus la situation.

La solution : commencer par un régime à 1 200 kcal (1 500 kcal pour un homme gros mangeur), y ajouter au moins 300 kcal d'activité physique par jour. Par rapport à votre besoin calorique quotidien, cela représentera un déficit de près de 1 000 kcal par jour (et en théorie 2 à 3 kg de moins par mois, voire plus). Vous passerez ensuite aux étapes suivantes (1 500 kcal, puis 1 800 kcal par jour).

Bien sûr, à la différence des autres régimes, cela vous demandera un peu plus de patience (vous maigrirez peut-être moins vite qu'avec des régimes très sévères à moins de 1 000 kcal par jour) et des efforts (il faudra bouger davantage), mais la récompense sera là : vous brûlerez surtout de la graisse (et vous épargnerez vos muscles) et vous n'aurez pas modifié vos métabolismes ; vous augmenterez donc vos chances de ne pas reprendre vos kilos perdus, à condition bien évidemment de ne pas reproduire les mêmes erreurs (excès caloriques et sédentarité).

Vous calmez vos émotions en mangeant

Vous avez le sentiment que vous savez exactement ce qu'il faut faire pour contrôler votre poids, mais dès que vous vivez un événement émotionnel fort, vous perdez tout contrôle sur votre alimentation et vous mangez sans retenue, et si possible gras et sucré car cela vous fait du bien ! Vous avez bien essayé tous les régimes et souvent vous avez bien maigri, mais voilà ; il suffit d'un grand bonheur, d'un conflit, de la perte d'un être cher et vous replongez dans ce réconfort que vous apportent les aliments.

Ce qu'il faut faire

Profitez des périodes de sérénité pour reprendre le contrôle de votre alimentation et de votre santé, afin de perdre les kilos qui se sont accumulés. En revanche, pendant les périodes de turbulence émotionnelle, mangez un peu de chocolat si vous en avez envie, mais ne vous laissez pas envahir par vos sentiments. Exprimez-les, évacuez vos tensions par les massages, découvrez le yoga et les techniques de relaxation voire de méditation, marchez tonique et dans un milieu ressourçant (la forêt, par exemple), parlez à un psychologue… Découvrez, parlez, confiez-vous et cela vous fera un bien fou que vous n'aurez plus besoin de rechercher avec les aliments.

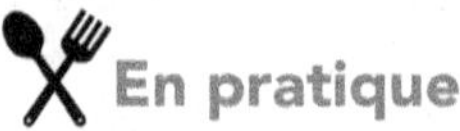 **En pratique**

En période de sérénité, commencez votre programme de perte de poids avec le 1 200 kcal, puis vous continuerez avec le 1 500 et le 1 800 kcal au gré des kilos perdus. En période de déstabilisation émotionnelle, faites le 1 500 kcal pour préserver votre consommation de produits sucrés et consultez la fiche plaisir « Si vous aimez le sucré », page 137.

Vous avez pris du poids à la ménopause

Depuis que vous êtes ménopausée, vous avez pris 4 à 5 kg alors que vous avez le sentiment de ne pas avoir changé grand-chose ni dans votre mode de vie, ni dans votre alimentation.

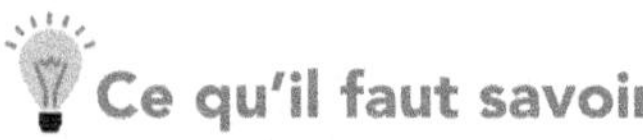 **Ce qu'il faut savoir**

La prise de poids est physiologique pendant la ménopause. L'arrêt de sécrétion des hormones sexuelles entraîne une stimulation de la synthèse des corticoïdes, hormones qui stimulent le développement de la masse grasse abdominale. Par ailleurs, avec l'âge, les muscles vieillissent et diminuent de volume (on estime en effet qu'il y a une perte de 40 % de la masse musculaire entre l'âge de 20 ans et 80 ans). De ce fait, le corps brûle moins de calories et facilite la prise de poids au moindre écart !

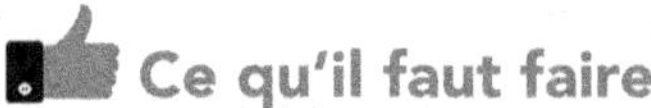 **Ce qu'il faut faire**

Certainement pas un régime restrictif car en abaissant encore davantage la masse musculaire, ce type de régime ne ferait que renforcer l'effet prise de poids.

LES TRAITEMENTS HORMONAUX SUBSTITUTIFS (THS)

Tout d'abord, ce n'est pas sur le critère du poids que le médecin décide de prescrire ou pas un THS ; c'est pour limiter les effets secondaires de la ménopause importants chez certaines femmes (bouffées de chaleur, forte baisse de la libido, risque élevé d'ostéoporose) et en l'absence de contre-indication (cancer du sein chez la femme et dans sa famille). Au demeurant, si la prise des traitements hormonaux substitutifs diminue le phénomène de prise de poids durant les dix premières années, on constate en revanche un effet rebond sur le poids, après son arrêt ; ce n'est donc pas une solution durable.

La seule solution va reposer sur une bonne gestion des excès, une alimentation saine et équilibrée et une augmentation de l'activité physique. Le « régime » à suivre devra surtout respecter votre masse musculaire (riche en protéines, varié et équilibré), et il vous faudra bouger davantage pour stimuler vos muscles. Plus on avance en âge, plus la pratique d'une activité physique est primordiale pour lutter contre l'affaiblissement physiologique des muscles.

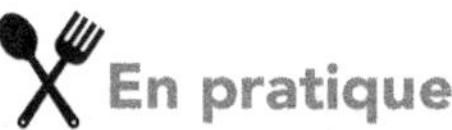

En pratique

Pour initier votre perte de poids, vous commencerez par la première étape de 1 200 kcal par jour, qu'il faudra accompagner d'un programme d'activité physique très ciblé sur des activités de résistance musculaire (musculation). Ensuite, vous passerez aux étapes suivantes à 1 500 puis 1 800 kcal par jour.

Les deux points essentiels de votre régime : riche en protéines et accompagné d'une activité de développement musculaire car toute perte musculaire à partir de 50 ans est difficile à restaurer par la suite.

AU-DELÀ DE 70 ANS, ON NE FAIT PAS DE RÉGIME AMAIGRISSANT, MÊME SI L'ON A QUELQUES KILOS DE TROP !

Le premier problème de santé qui concerne le sujet âgé est la dénutrition. En effet, avec l'âge l'appétit est moindre et les apports caloriques souvent insuffisants. La consommation de protéines devient faible et la fonte musculaire s'aggrave. Elle est souvent cachée par le surpoids. Il ne faut donc pas se fier aux apparences. Chez le sujet âgé, il faut au contraire veiller à ce qu'il mange suffisamment et de tout, en veillant à un apport adapté de protéines, de vitamines et de minéraux. Ce n'est donc pas le moment de le mettre au régime !

La gourmandise est votre péché mignon

Vous adorez manger et il ne faut pas vous tenter. Vous craquez sur les croissants, les plats en sauce, le plateau de fromages, et le gâteau au dessert alors que vous avez bien mangé au repas… Bref, quand vous commencez, il est difficile de vous arrêter. Le problème, c'est la balance !

Ce qu'il faut savoir

La gourmandise est une qualité, car manger est et doit rester un plaisir, mais elle devient pénalisante quand elle n'est pas contrôlée. La frontière qui sépare le « raisonnable » (quel triste mot à vos oreilles) et « l'excès » est vite franchie et vous avez tendance à prendre du poids. Normal ! Votre compteur calorique interne stocke le surplus de calories sous forme de graisse.

Ce qu'il faut faire

C'est simple, vous avez deux solutions : soit vous mangez moins gras et moins sucré en apprenant à maîtriser votre gourmandise (privilégiez la qualité à la quantité), soit vous mangez tout autant (mais néanmoins équilibré) et dans ce cas, il faudra brûler l'excédent de calories en bougeant davantage.

Un petit calcul très édifiant : un pain au chocolat vous apporte environ 300 kcal ; pour brûler ces calories au lieu de les stocker en graisse, il faut faire une heure de marche rapide ! Mais après tout, le vrai bonheur n'est-il pas de manger de tout sans restriction, et de bouger ? Donc, pour vous, pas de « régime » restrictif, mais un bon rééquilibrage alimentaire et surtout beaucoup plus d'activité physique.

En pratique

Si vous mangez équilibré et un peu de tout, mais que vous grignotez entre les repas (par exemple, une demi-plaquette de chocolat à l'heure du goûter), pas la peine de faire un régime ! Votre problème, c'est le grignotage ! Gardez vos habitudes de repas équilibrés, et pour les écarts de l'après-midi, je vous proposerai des solutions.

En revanche, si votre gourmandise vous pousse à faire des repas totalement déséquilibrés et à grignoter sans arrêt, il faudra alors effectivement tout revoir et débuter votre perte de poids par un régime à 1 200 kcal, pour enchaîner ensuite rapidement vers un 1 500 kcal par jour.

Pour perdre vos kilos encore plus vite, il faudra y associer au moins 300 kcal par jour d'activité physique. Ainsi vous pratiquerez un déficit quotidien de près de 1 000 kcal, prometteur d'une belle perte de poids. Vous verrez comment réagira votre corps.

Vous avez arrêté le sport

Vous faisiez beaucoup de sport ou vous marchiez longuement et régulièrement, mais voilà que quelques événements sont venus perturber votre organisation : la vie en couple, la naissance d'un enfant, un nouveau travail dont les horaires sont moins compatibles avec vos temps de loisirs… Bref, toujours est-il que le résultat est là : vous prenez 2 à 3 kg par an !

Ce qu'il faut savoir

Quand vous faites une heure de sport, vous brûlez entre 350 et 400 kcal, selon l'intensité du sport que vous pratiquez. Si vous arrêtez cette activité et que vous ne baissez pas d'autant votre consommation de calories, votre corps se trouve en excédent de calories par rapport à ses besoins et vous les stockez sous forme de graisse : 300 kcal de trop par jour, cela fait en moyenne par mois 500 g, voire plus, de graisse en plus sur le ventre et les fesses.

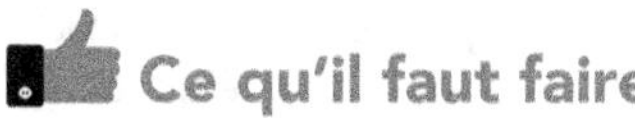 ## Ce qu'il faut faire

Vous avez deux solutions : soit vous mangez équilibré, sans faire de régime (inspirez-vous, par exemple du 1 800 kcal) et vous vous organisez pour retrouver le niveau d'activité physique que vous aviez avant ; soit vous pensez que décidément, vous ne pourrez plus en faire autant côté sport, et il faut alors adopter l'alimentation adéquate, c'est-à-dire plus contrôlée en calories, gras et sucre. Dans ce cas, initiez votre perte de poids par le programme à 1 200 kcal par jour et passez ensuite à 1 500 puis 1 800 kcal par jour – il vous faudra tout de même, à défaut d'avoir une activité sportive, pratiquer une activité physique régulière, nécessaire à votre santé.

Vous avez pris du poids avec vos grossesses

Vous étiez mince, mais les grossesses successives vous ont laissé à chaque fois des kilos supplémentaires. Et dorénavant, vous avez au moins 20 kg à perdre.

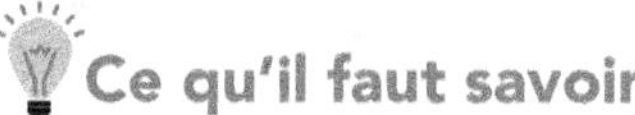 ## Ce qu'il faut savoir

Certaines femmes ont tendance à prendre plus de 20 kg à chaque grossesse, et à en garder 10 après l'accouchement. On comprend qu'au fil des grossesses, l'addition puisse vite grimper. La raison en est sans doute génétique et hormonale. Les hautes doses d'œstrogènes et de progestérone font particulièrement grossir certaines femmes, avec une prédilection, pour la graisse, à se déposer sur les hanches, les fesses, les cuisses et la poitrine. D'ailleurs, chez certaines femmes, la prise de la pilule avait déjà montré une tendance à la prise de poids. C'était déjà un signal !

Par ailleurs, les traitements hormonaux appliqués dans les techniques de fécondation *in vivo* et *in vitro* sont également très souvent la cause d'une prise de poids importante. Mais le jeu en vaut la chandelle… Il sera toujours temps de les reperdre (pas toujours facilement), une fois le bébé né !

BIEN CONNAÎTRE SON PROFIL HORMONAL

Il est préférable de bien connaître son profil hormonal par des examens spécifiques prescrits par le médecin, pour être sûre qu'il n'y ait pas de déséquilibres favorisant la prise de poids ou la résistance au régime. Il faut d'autant plus y penser que les menstruations sont irrégulières et douloureuses, que la fécondité est difficile, que le volume mammaire est important et qu'il y a des antécédents personnels et familiaux de dérèglements hormonaux. L'amaigrissement sera toujours difficile s'il y a un déséquilibre hormonal. Il faudra d'abord le traiter. Mais attention, se pose un autre problème : l'obésité ! Elle favorise en effet le dérèglement hormonal ; la graisse abdominale secrète des hormones sexuelles qui vont perturber les cycles et la fécondité de la femme. Il n'est donc pas toujours facile de savoir ce qui est cause ou conséquence.

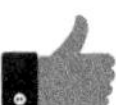 ## Ce qu'il faut faire

Il faut savoir que chez ces femmes, la graisse des cuisses est souvent fibrosée et cellulitique ; elle est difficile à combattre et s'accompagne de rétention d'eau au niveau des jambes. Il faut donc non seulement rééquilibrer l'alimentation, mais aussi y associer une activité physique douce et régulière qui, en plus de la dépense calorique, aura un effet de massage et d'élimination de la rétention d'eau. Certains types de massages peuvent également s'avérer nécessaires.

En pratique

Vous commencerez par le programme à 1 200 kcal par jour en y associant au moins 300 kcal de dépense calorique. Soyez patiente quant à la perte de poids, il est probable que ce soit un peu difficile. En effet, les kilos pris sous l'influence des hormones sexuelles sont particulièrement difficiles à perdre – raison de plus pour réagir vite et ne pas les laisser s'accumuler. Selon votre vitesse de perte de poids, vous passerez plus ou moins vite aux paliers suivants à 1 500 kcal puis 1 800 kcal par jour. Chez vous, il sera nécessaire d'associer à vos efforts alimentaires une activité physique régulière, pour accélérer le processus de perte de poids.

Vous êtes trop sédentaire

Vous étiez mince, vous mangiez bien et aviez une activité physique ; vous aimiez beaucoup marcher. Mais depuis que vous avez changé de travail, vous êtes plus sédentaire et vous constatez que vous prenez environ 2 à 3 kg par an. Vous commencez à vous en inquiéter et vous vous demandez si un bon régime bien restrictif ne serait pas idéal pour vous faire perdre rapidement les 7 kg que vous avez en trop.

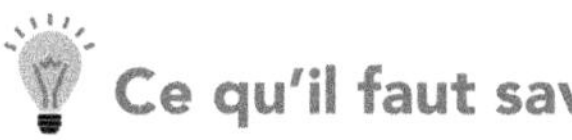

Ce qu'il faut savoir

Beaucoup d'activités professionnelles sont très sédentaires, c'est à dire qu'elles supposent de rester assis pendant au moins six à sept heures. Les postes les plus concernés sont les activités de secrétariat et tout travail devant un écran. L'emploi du temps de la semaine est simple : transport, station assise pendant la matinée, déjeuner, station assise pendant l'après-midi, transport, dîner, canapé, nuit de sommeil. Et le week-end, malgré un peu de marche, de la détente surtout… À ce rythme, vous prenez du poids.

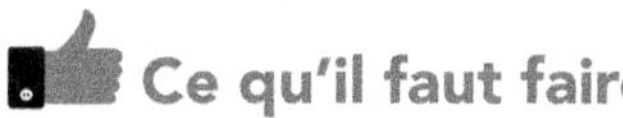

Ce qu'il faut faire

Votre vrai problème est votre sédentarisation. Donc, ne vous lancez pas dans un régime restrictif (moins de 1 000 kcal par jour), qui va modifier vos métabolismes, vous faire perdre une partie de vos muscles et abaisser vos dépenses caloriques de base. Vous vous mettrez alors en condition idéale pour reprendre du poids et grossir à l'arrêt du régime. Vous avez bien compris que les régimes font grossir quand ils sont trop sévères !

En pratique

Si votre travail est pénible et stressant, il vous sera difficile de tenir longtemps à la première étape de 1 200 kcal par jour. Je vous conseille donc de la suivre seulement pendant une semaine, le temps de voir les premiers kilos partir – et ensuite de passer au palier de 1 500 kcal par jour, pour y rester le temps nécessaire. Il faudra aussi développer votre niveau d'activité physique (même au travail) pour accélérer votre perte de poids sans vous restreindre davantage. Je vous donnerai plein de conseils et d'astuces pour arriver à brûler des calories au bureau !

Vous accumulez le stress au travail

Quand vous avez commencé votre travail, vous pesiez un poids qui vous convenait. Mais au fil des années, vous avez pris du poids régulièrement : petits-déjeuners sautés, grignotage de fin de matinée, plateaux repas ou fréquents sandwichs à midi, inévitable faim de l'après-midi avec passage fréquent au distributeur, retour tard le soir à la maison avec une grosse fatigue à la clé et le besoin d'un dîner copieux précédé d'apéritifs et de grignotage « déstressants ». Évidemment, pas le temps de faire du sport. Bilan : dix ans de fidélité et de bons et loyaux services à l'entreprise et 20 kg de plus ! Sans compter la cigarette et assez souvent l'alcool, qui n'arrangent rien pour le cœur et les poumons !

Ce qu'il faut savoir

Ce tableau classique concerne aussi bien les hommes que les femmes et ne risque pas de s'arranger. En effet, la pression au travail est toujours plus forte. En France, il est plutôt bien vu que le salarié consacre beaucoup de temps à son travail alors que dans les pays nordiques, on estime qu'un salarié qui prend le temps de faire du sport et d'avoir des activités de loisirs est un salarié bien dans son corps et dans sa tête et donc efficace dans son travail.

Le surinvestissement dans le travail ne peut qu'être nocif à moyen et long terme pour tout le monde : pour soi et pour l'entreprise. Il faut donc se réserver du temps pour soi, ses repas et ses loisirs – il en va de votre santé. Il est toujours possible de prendre le temps d'un bon petit-déjeuner, de bien manger à midi et de faire un bon repas du soir simple, rapide, savoureux. Je vais aussi vous expliquer qu'il est toujours possible de se dépenser, même dans votre entreprise et sans que ce soit forcément dans une salle de sport. L'essentiel est que vous en ayez conscience et envie !

En pratique

Commencez par le programme à 1 200 kcal et voyez combien de temps vous pouvez tenir en fonction de vos contraintes professionnelles ; s'il vous faut manger davantage, et que certains extras sont inévitables dans votre entreprise, pas de panique ; il suffira de passer à l'étape 1 500 kcal par jour et d'apprendre à gérer les repas sandwichs, les pots d'arrivée et de départ et les tentations entre collègues. Même dans ces conditions, la perte de poids est possible.

Vous travaillez de nuit ou en horaires décalés

Depuis que vous travaillez la nuit ou en horaires décalés (du matin ou du soir), vous avez le sentiment de ne plus faire de vrais repas mais de grignoter en permanence entre vos moments de récupération du sommeil. Vous en voyez les conséquences sur votre poids et par ailleurs la fatigue est omniprésente. Votre corps accuse le coup et vous sentez bien que vous ne pouvez pas continuer comme cela.

J'ai consacré des pages très détaillées à cette situation particulière dans le chapitre 3 de la partie II (« Le travail nocturne ou en horaires décalés »). Je vous invite à vous y référer en page 114.

Vous avez arrêté de fumer

Vous fumiez 10 à 20 cigarettes par jour et ce depuis au moins une vingtaine d'années. Jusqu'au jour où vous avez décidé d'arrêter. Bien vous en a pris pour votre santé, mais la balance l'a senti passer. Vous avez pris 10 kg dans les huit mois qui ont suivi et vous avez bien du mal à les perdre.

J'ai consacré des pages très détaillées à cette situation spécifique, qui concerne un grand nombre de personnes. Je vous renvoie donc aux paragraphes consacrés au « Sevrage tabagique », au chapitre 3 de la partie II, page 108.

Vous souffrez de troubles alimentaires

Vous êtes sous pression, vous dormez mal et le stress est omniprésent chez vous, que ce soit pour des raisons professionnelles, familiales ou sentimentales. Peut-être même êtes-vous en dépression. Vous vous rattrapez sur la nourriture et vous prenez du poids…

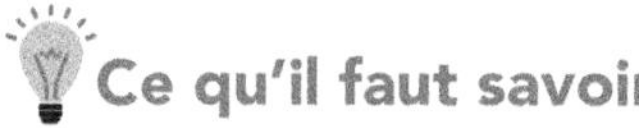 Ce qu'il faut savoir

Le stress fait grossir pour plusieurs raisons. Tout d'abord, il favorise la sécrétion de corticoïdes qui déclenchent la prise de poids ; donc on peut très bien grossir sous le simple effet du stress sans avoir rien changé à son alimentation. Par ailleurs, le stress donne envie de manger sucré : chocolat, biscuits, gâteaux et bonbons… tout y passe ! Quant à la dépression, elle aboutit aux mêmes comportements alimentaires. En outre, les traitements médicamenteux tels que les antidépresseurs et les anxiolytiques favorisent la prise de poids.

 Ce qu'il faut faire

Surtout pas de régime, qui ne ferait qu'accentuer le stress et la dépression en augmentant les frustrations. Il faut retrouver votre sérénité par tous les moyens en identifiant la cause de votre stress et, en cas de dépression, ne pas vous engager dans un processus de restriction alimentaire mais au contraire vous faire plaisir, tout en limitant la prise de poids avec un minimum d'activité physique (marcher est très bon pour le mental – et c'est simple !). Quant au sommeil, il faut le soigner, en manquer fatigue et augmente l'envie de manger des féculents et des produits sucrés.

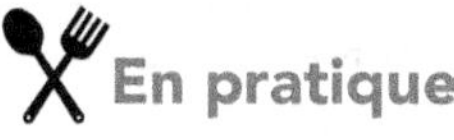 En pratique

Ne suivez pas de régime à 1 200 kcal par jour, mais le régime à 1 500 kcal qui correspond à une alimentation équilibrée contrôlée en gras et en sucre, sans toutefois les interdire. Cela vous permettra de perdre du poids, sans pour autant vous déprimer !

Votre surpoids est héréditaire

Dans certaines familles, le surpoids, voire l'obésité ont l'air récurrents.

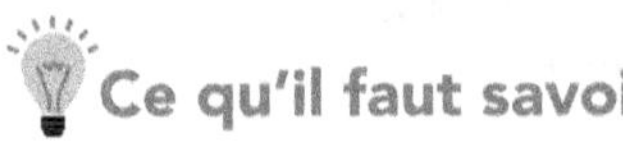 ### Ce qu'il faut savoir

Ce n'est pas une fatalité : pour preuve, des fratries dans lesquelles tous les frères et sœurs ne sont pas en surpoids (certaines se paient même le luxe d'être maigres) alors que les parents et/ou grands-parents sont obèses. C'est la loterie des gènes. Mais reconnaissons aussi que dans beaucoup de familles en surpoids, l'alimentation est généreuse : les portions sont énormes, les cuissons souvent grasses, les sodas remplissent les frigos et les biscuits et bonbons, les placards !

Donc pas d'attentisme sur l'hérédité ; concrètement, et même si l'on peut avoir souvent un sentiment d'injustice sur la facilité à grossir, j'ai rarement vu des personnes mangeant bien et régulièrement très actives, être en surpoids.

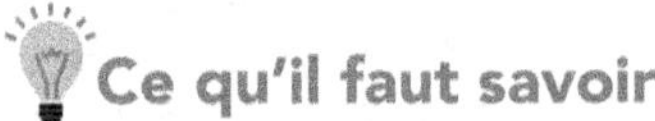 ### En pratique

Vous débuterez par le régime à 1 200 kcal par jour, le temps d'initier rapidement votre perte de poids. Vous passerez ensuite au palier suivant, le régime à 1 500 kcal par jour, pour continuer sur votre lancée tout en mangeant davantage. Enfin, vous stabiliserez votre poids avec le 1 800 kcal par jour. Vous augmenterez également votre niveau d'activité physique.

Vous avez un problème de thyroïde

Vous aviez un poids normal mais on vous a diagnostiqué une hypothyroïdie et vous avez pris 10 kg en quelques mois, le temps de faire le diagnostic et d'équilibrer le fonctionnement de votre glande thyroïde.

Ce qu'il faut savoir

La glande thyroïde contrôle le métabolisme de base. En somme, c'est elle qui appuie sur le bouton de la chaudière pour assurer un minimum de « chaleur » dans le corps humain ; si elle fonctionne mal, le corps fonctionne au ralenti (frilosité, constipation, ralentissement de la fréquence cardiaque, fatigue physique et mentale) et si elle fonctionne trop, les fonctions sont accélérées (perte de poids, fréquence cardiaque augmentée, transit accéléré, nervosité, troubles du sommeil).

DÉRÈGLEMENT DE LA THYROÏDE, LES SYMPTÔMES

Quand une prise de poids est modérée et progressive alors que l'alimentation n'est pas excessive et que l'activité physique est plutôt régulière, tout médecin doit penser à un dérèglement de la thyroïde, surtout si la patiente présente des signes d'appels récents en plus de la prise de poids (frilosité, constipation, ralentissement des battements cardiaques, chute de cheveux, gonflement des doigts et des orteils), et éventuellement un goitre palpable.

Une élévation de la TSH, une baisse des taux d'hormones thyroïdiennes et une échographie évocatrice permettent de faire le diagnostic. La patiente doit alors prendre des hormones thyroïdiennes chaque jour et sera régulièrement surveillée, tandis que l'on traite la cause de ce dérèglement. Parfois l'équilibre n'est pas facile à obtenir et la prise de poids peut continuer malgré tout. En principe, les kilos accumulés peuvent être perdus, mais d'expérience, ils sont assez réfractaires au régime. Donc, autant réagir vite dès le début et éviter qu'ils ne s'accumulent.

Ce qu'il faut faire

Tout d'abord, il faut veiller au bon fonctionnement de la thyroïde en prenant la bonne dose d'hormones thyroïdiennes sous le couvert de votre médecin traitant et en faisant un bilan régulier (dosage de la TSH). Un traitement inadapté, une thyroïde qui fonctionne mal et vous voilà avec des kilos qui s'accumulent et qu'il faudra reperdre. Il faut également augmenter votre métabolisme de base en augmentant votre niveau d'activité physique et non pas en suivant un régime restrictif qui le ferait baisser, au contraire.

En pratique

Vous perdrez rapidement quelques premiers kilos avec le programme à 1 200 kcal par jour, puis vous augmenterez à 1 500 kcal pour continuer sur votre lancée en mangeant davantage ; enfin le 1 800 kcal par jour vous permettra de rester stable à votre nouveau poids. Je vous donnerai les conseils nécessaires pour que vous sachiez quand passer d'un palier à l'autre. Par ailleurs, il faudra augmenter votre métabolisme de base en bougeant davantage et en augmentant votre masse musculaire. Si votre traitement est suffisant, votre poids restera stable ; vous ne reprendrez donc pas vos kilos perdus. En revanche, si votre thyroïde est instable, même sous traitement, réagissez dès le premier kilo pris et refaites le 1 200 kcal pendant quelques jours.

Vous avez pris des médicaments qui font grossir

De nombreux médicaments font grossir, et ce par plusieurs mécanismes : en augmentant l'appétit, en stimulant l'attirance vers les produits sucrés et les féculents, en diminuant les dépenses caloriques de base, en stimulant les capacités de stockage des graisses.

Ce qu'il faut savoir

Chaque médicament a ses effets spécifiques sur le poids[1].

Modifications sous l'effet des médicaments	↗ Appétit	↗ Attirance pour sucre et féculents	↙ Dépenses caloriques de base	↗ Capacités de stockage des graisses
Anxiolytiques et antidépresseurs	+	+	+	
Anti-épileptiques	+	+	+	
Régulateurs d'humeur (à base de lithium)	+	+	+	
Traitement du diabète (insuline, sulfamides)				+
Œstroprogestatifs	+	+		+
Corticoïdes (à haute dose)	+	+		+

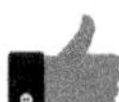

Ce qu'il faut faire

Bien sûr, il ne s'agit pas d'interrompre son traitement de façon impulsive quand on constate qu'il fait grossir. En revanche, dès que l'on voit les premiers kilos arriver, il faut en parler à son médecin pour essayer de trouver une molécule ayant les mêmes indications thérapeutiques, mais sans effet sur le poids. Par ailleurs, une personne avertie en vaut deux. Quand vous savez que le médicament que vous prenez peut provoquer une prise de poids (bien lire la notice), soignez votre alimentation et pesez-vous régulièrement pour réagir vite.

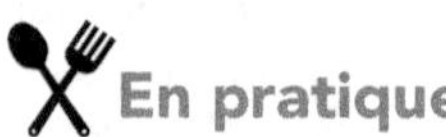

En pratique

Ne laissez pas les kilos s'accumuler, car il faut en moyenne trois fois plus de temps pour perdre 1 kg qu'il n'en a fallu pour le gagner. Faites le programme à 1 200 kcal par jour le temps qu'il faut pour reperdre les premiers kilos, puis passez à l'étape 1 500 kcal. Vous monterez progressivement à 1 800 kcal si vous voyez que vous ne reprenez pas de poids ; sinon, faites marche arrière, et restez à 1 500 kcal par jour.

---

1. Il s'agit d'indications générales. Dans chaque famille de médicaments, il est possible de trouver des molécules qui ont moins d'effets sur le poids que d'autres.

Vous avez pris des corticoïdes à haute dose

Vous avez malheureusement eu une maladie inflammatoire qu'il a fallu soigner avec de hautes doses de corticoïdes pendant plusieurs semaines, voire plusieurs mois et vous avez pris du poids progressivement. Une fois votre traitement arrêté, vous n'arrivez pas à perdre ces kilos en trop.

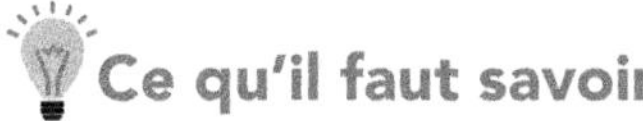 ## Ce qu'il faut savoir

Les corticoïdes sont certes de très bons anti-inflammatoires mais, à haute dose (plus de 1 mg/kg de poids/jour et pendant plus d'un mois), ils favorisent le dépôt de graisse au niveau du ventre et du tronc et retiennent le sel, entraînant l'apparition d'œdèmes (d'où la nécessité du régime sans sel).

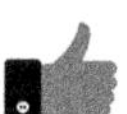 ## Ce qu'il faut faire

Surtout pas de régimes restrictifs, car ils accentuent la perte de muscles, phénomène déjà favorisé par les corticoïdes. En revanche, il faut manger différemment pour compenser les effets secondaires des corticoïdes ; plus de protéines, moins de sel, plus de calcium et de potassium et éviter les excès de sucre et de graisses qui coûtent très chers quand on est sous corticoïdes.

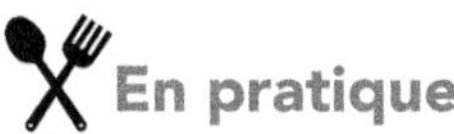 ## En pratique

Pour les conseils pratiques, je vous renvoie aux paragraphes consacrés à ce problème (« Si vous suivez une corticothérapie »), au chapitre 1 de la partie III, en page 135.

En conclusion

Les raisons de prendre du poids sont nombreuses et la solution du régime sévèrement restrictif n'est jamais la bonne !

Vous avez vu que parfois la solution repose sur un simple rééquilibrage alimentaire, avec un minimum (ou presque) d'activité physique chaque jour. Quant au régime, s'il s'avère nécessaire, je ne préconise jamais moins de 1 200 kcal par jour et je vous incite ensuite à rapidement passer à 1 500 kcal par jour, tout en mangeant varié et équilibré, sans supprimer d'aliments. Ce sont les meilleurs régimes à mon sens, car ils modifient peu les métabolismes et n'attaquent pas la masse musculaire.

CHAPITRE 2

Quel déclic va enfin changer votre vie ?

Déclic et motivation, les maîtres mots pour réussir votre perte de poids

Maintenant que vous avez mieux compris pourquoi vous avez pris du poids, il va falloir vous préparer à changer tant votre alimentation que votre façon de vivre (loisirs, activité physique, sommeil, détente) et ce différemment selon votre problématique. Mais tout cela demande un effort et c'est là que le déclic est important. Plus il est puissant et sincère, plus vous agirez bien et saurez résister aux tentations.

Beaucoup de gens se lancent dans les régimes comme ils décident d'aller faire leurs courses : « Tiens, ce matin je vais commencer un régime. » Ce n'est pas mûri, pas réfléchi et donc pas solidement ancré dans la capacité de résistance aux frustrations. Dans ce cas, durant les premiers jours de régime, tout va toujours très bien. Puis peu à peu l'enthousiasme s'érode, jusqu'au jour où vous craquez ! Fini le régime et vive le plaisir de manger ! Et vous voyez avec angoisse les kilos qui reviennent pour même dépasser votre poids d'avant. Tant d'efforts et de privation pour rien, voire pire !

La faute à qui ? Souvent au régime (la majorité sont farfelus et impossibles à suivre durablement), mais aussi à votre motivation. Votre déclic n'était pas suffisant ! Je voudrais donc maintenant vous aider à renforcer votre motivation et à trouver le déclic qui va changer votre vie.

En effet, passer de la « malbouffe » à une alimentation équilibrée et de la sédentarité à un vie plus active, voire sportive, va vous demander des efforts, qui devront être durables pour être efficaces. Et c'est là que réside la difficulté : tenir sur la durée ! Ce qui nécessite d'être animé d'une envie farouche de changer et de vivre ces changements dans le plaisir.

Alors, faites d'abord l'effort de trouver votre vrai facteur de motivation. Pour vous y aider, je vous ai dressé la liste des déclics les plus fréquents – vous vous reconnaîtrez probablement dans l'un (ou plusieurs) d'entre eux.

Trouvez votre motivation

☐ **Vous voulez changer de look (☞ p. 43).**

☐ Vous voulez rayonner à la ménopause (☞ p. 43).

☐ **Vous voulez un bébé et rester en pleine forme (☞ p. 44).**

☐ Vous voulez arrêter de multiplier les régimes (☞ p. 45).

☐ **Vous voulez relancer votre vie de couple (☞ p. 46).**

☐ Vous voulez retrouver souffle et tonus (☞ p. 46).

☐ **Vous voulez dire stop aux soucis de santé (☞ p. 47).**

☐ Vous voulez retrouver votre dynamisme (☞ p. 47).

☐ **Vous voulez vous sevrer des médicaments (☞ p. 48).**

☐ Vous voulez soulager vos articulations (☞ p. 49).

☐ **Vous voulez mieux dormir (☞ p. 49).**

☐ Vous voulez profiter de vos petits-enfants (☞ p. 50).

☐ **Vous voulez continuer les repas d'affaires sans accumuler les kilos (☞ p. 51).**

☐ En complément d'une opération (☞ p. 51).

Vous voulez changer de look

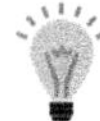

Ce qu'il faut savoir

Souvent, les personnes qui prennent du poids ne veulent pas le voir ; elles s'habillent de façon très ample, portent beaucoup de noir censé gommer les formes et ne veulent surtout pas se peser. La balance est leur ennemie. Rares sont les personnes qui assument. Le grand choc survient en général dans les cabines d'essayage de maillots de bain où les éclairages semblent être faits pour vous montrer sans pitié l'étendue des « dégâts ».

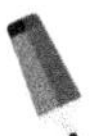

Mon petit mot d'encouragement

2 kilos en moins, c'est une taille de moins en pantalon ou en jupe ! Changer de look est une excellente décision, mais dites-vous bien que personne n'est parfait ; sachez que même les mannequins ont de la cellulite. Votre corps, c'est aussi votre histoire et vous ne pourrez pas le changer comme vous le souhaitez et encore moins pour ressembler à un autre. Certaines personnes ont des constitutions sveltes et d'autres plus rondes. C'est sans doute votre cas, mais vous allez sûrement réussir à aplanir votre ventre et diminuer le diamètre de vos cuisses. Ne visez pas la transformation totale et réjouissez-vous des bons résultats obtenus, pourvu qu'ils soient réguliers. Sentez-vous tout simplement bien dans votre corps et dans votre tête !

Vous voulez rayonner à la ménopause

Ce qu'il faut savoir

La ménopause n'est pas une période facile pour une femme. Elle doit se faire à l'idée qu'elle ne pourra plus avoir d'enfant et ressent parfois durement les symptômes liés à l'arrêt du fonctionnement des ovaires : bouffées de chaleur, changements d'humeur, possible baisse de la libido, assèchement de la peau, tendance à la prise de poids progressive au niveau du ventre, perte de la masse musculaire... et de façon moins visible, déminéralisation progressive des os (ostéoporose) et augmentation du risque cardiovasculaire.

Mais à part cela, tout va bien ! La vie est belle et la femme ménopausée n'en est, après tout, qu'à la moitié de sa vie ou un peu plus. Cela vaut donc la peine de faire des efforts pour prendre soin de soi. Ne pas se laisser aller et ne pas accepter la fatalité de la prise de poids !

Mon petit mot d'encouragement

Les muscles, oui – la graisse, non ! Bravo pour votre décision ! C'est une lutte contre la fatalité, car oui aux 2 ou 3 kg physiologiques liés à la ménopause, mais non à la longue descente aux enfers de la femme ménopausée résignée qui laisse ses kilos s'accumuler sans réagir.

Donc, sans tomber dans l'obsession des calories, faites en sorte de soigner votre alimentation et surtout d'augmenter votre niveau d'activité physique. Plus vous augmenterez votre masse musculaire, moins vous aurez de problèmes : faites de l'endurance (marchez), mais aussi de la résistance (exercices de musculation, chez vous ou en salle, tous les deux jours). Cela vous protégera assurément et durablement contre le surpoids, bien mieux que tous les régimes qui, au contraire, l'aggraveront.

Vous voulez un bébé et rester en pleine forme

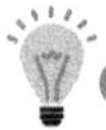

Ce qu'il faut savoir

Débuter une grossesse en étant en surpoids augmente le risque de diabète gestationnel, d'hypertension artérielle (et donc de toxémie gravidique), d'accouchement prématuré, de macrosomie (gros bébé à la naissance), de difficultés à l'accouchement… C'est donc un excellent argument pour perdre du poids avant, et non pas pendant la grossesse car tout régime restrictif entraîne des carences potentiellement dommageables pour le développement fœtal.

De plus, si vous avez des problèmes de fécondité, sachez que la perte de poids chez une femme en surpoids augmente ses chances de grossesse !

NE JAMAIS FAIRE DE RÉGIME AMAIGRISSANT PENDANT LA GROSSESSE

Les besoins nutritionnels sont augmentés dès le début de la grossesse pour assurer le développement correct de l'embryon, puis du fœtus et enfin du bébé. Toute carence peut potentiellement avoir des conséquences gravissimes sur le développement du bébé et c'est pourquoi une femme enceinte ne doit jamais suivre de régime restrictif, même si elle a des kilos en trop et/ou une prise de poids trop importante. Il suffit alors de diminuer les apports de gras et de sucre, tout en préservant tous les autres aliments. La supplémentation en certains éléments nutritionnels est par ailleurs systématique pendant la grossesse (folates, éventuellement fer, iode).

Mon petit mot d'encouragement

Mangez mieux pour un futur bébé en pleine forme ! Si vous êtes en plein désir de grossesse et que vous faites des efforts pour perdre quelques kilos, ne vous lancez pas dans un régime sévère. Mangez de tout, contrôlez votre consommation de gras et de sucre et prenez des compléments alimentaires adaptés à la grossesse pour être sûre de ne manquer de rien. Il faut être particulièrement vigilante concernant la vitamine B9 (folates) car elle est très impliquée dans les divisions cellulaires pendant toute la durée de la grossesse. Elle se trouve surtout dans les légumes très verts (choux, épinards, cresson, mâche). C'est le moment de manger cinq fruits et légumes par jour.

Vous voulez arrêter de multiplier les régimes

Ce qu'il faut savoir

Plus la restriction calorique est importante, plus votre corps s'en défend. C'est normal, il ne sait pas si vous vivez une grande famine ou si vous suivez un régime de votre propre fait ; son seul objectif, préserver votre vie et donc s'adapter en abaissant ses dépenses caloriques de base tout en puisant dans vos muscles pour en extraire les calories qu'il ne trouve pas dans vos aliments.

Donc, plus vous maigrissez vite, plus vous perdez quasiment autant de muscles que de graisse ! Ensuite, quand vous arrêtez votre régime et que votre apport de calories augmente, vous en dépensez toujours aussi peu et votre bilan calorique se positive donc très vite. Voilà pourquoi non seulement vous reprenez tous les kilos perdus, mais même plus ! Par ailleurs, vous avez changé vos métabolismes et la composition de votre corps. On peut devenir obèse juste pour avoir passé sa vie à suivre des régimes.

Le secret ? Réagir tôt, ne pas laisser les kilos s'accumuler, brûler des calories en bougeant davantage et éviter les excès de gras et de sucre. Pas de régime sévère ! Et quand on a plus de 15 kg à perdre, il faut s'armer de patience ; ils ne sont pas venus en quinze jours... Vous mettrez plusieurs mois pour les perdre, mais au moins ils auront disparu durablement.

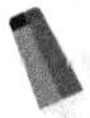

Mon petit mot d'encouragement

Il n'est jamais trop tard pour bien faire ! L'essentiel est de ne pas reproduire les mêmes erreurs. Cette fois-ci sera la bonne, car vous allez changer de méthode et vous visez le long terme !

Vous voulez relancer votre vie de couple

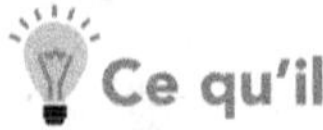

Ce qu'il faut savoir

La sexualité est un problème central pour beaucoup de personnes en surpoids. Les canons de beauté sont, à notre époque, associés à une taille fine, une poitrine généreuse, des fesses galbées et un ventre plat – surtout pas à la graisse, aux bourrelets ou au ventre rebondi. Dans ces conditions, il est difficile d'assumer ses rondeurs et de vivre une sexualité épanouie. La femme forte vit souvent dans le refoulement de son corps et doute de ses capacités à séduire. Forte de ses certitudes d'échecs, elle va tout faire pour se conforter dans cette idée et ne plus prendre soin ni d'elle ni de son apparence. À force de ne pas se croire séduisante, elle fait tout pour ne plus l'être.

Au demeurant, il vaut mieux être ronde et sexy que mince et froide. Sachez que beaucoup d'hommes préfèrent les femmes enrobées aux femmes très, voire trop minces. Dans un lit, la maigreur n'a rien à envier aux formes arrondies. Donc, croyez en vous et en vos capacités de séduction et donnez-vous du mal pour séduire l'autre. Il n'y sera sûrement pas insensible. Faites le premier pas, cela vous donnera du courage pour vous lancer dans l'aventure « perte de poids, beauté, santé ». C'est un bon déclic !

Mon petit mot d'encouragement

La séduction est un tout, il suffit d'en avoir envie. Ce n'est pas parce que vous avez quelques kilos de trop que vous faites moins d'effet à votre partenaire. La séduction est toujours potentiellement là ; il suffit de l'animer, de la faire vivre. Un corps peut être enrobé et très séduisant ; tout est dans le comportement. La tendresse, la fantaisie, les caresses, les mots doux, l'envie de donner et de recevoir… sont toujours aussi efficaces.

Vous voulez retrouver souffle et tonus

Ce qu'il faut savoir

Le surpoids essouffle. L'excès de graisse abdominale comprime et refoule le diaphragme, et les poumons ont moins d'amplitude. C'est pourquoi quand on prend du poids, le souffle est court au moindre effort (dyspnée d'effort), pour le devenir parfois même au repos (dyspnée de repos). Rassurez-vous, vos poumons ne sont pas malades et ce phénomène régressera quand vous commencerez à maigrir. Ce sera alors bien plus agréable pour vous de tenir la distance sans essoufflement. Vous constaterez les progrès au fur et à mesure.

 ## Mon petit mot d'encouragement

Monter les marches quatre à quatre, ce sera possible à nouveau ! Vous avez tout à fait raison de ne pas accepter l'essoufflement, il est parfaitement réversible ! Il n'est donc pas trop tard pour bien faire ; en maigrissant, vous verrez que peu à peu votre capacité respiratoire va augmenter ; vous pourrez même marcher vite tout en parlant sans chercher votre souffle. Vous saurez alors que vous avez gagné.

Vous voulez dire stop aux soucis de santé

 ## Ce qu'il faut savoir

Environ 40 % des personnes en surpoids développent progressivement un diabète, une hausse du mauvais cholestérol et des triglycérides, voire de l'hypertension artérielle. C'est ce que l'on appelle le syndrome métabolique.

En effet, l'excès de graisse abdominale entraîne une inflammation locale et générale, une résistance à l'insuline et favorise peu à peu la montée de sucre (glucose) dans votre sang, ainsi que celle des graisses (cholestérol, triglycérides). Cela attaque la paroi de vos vaisseaux, et y favorise le dépôt de plaques graisseuses qui, en se développant, risquent de les boucher ou de lâcher un petit fragment qui ira se coincer dans une artère plus loin (dans le cœur ou le cerveau). Plus vous avez de complications de ce type, plus vous augmentez votre risque cardiovasculaire – infarctus du myocarde ou accident vasculaire cérébral.

 ## Mon petit mot d'encouragement

10 % de poids en moins, et déjà votre bilan biologique s'améliore ! Vous avez raison de vouloir maigrir pour des raisons de santé ! Être en surpoids, ce n'est pas juste un problème d'esthétique. C'est une pathologie qui peut conduire à d'autres maladies potentiellement graves.

Donc, il ne faut pas laisser s'installer une situation d'obésité. Je parle bien d'obésité, car le surpoids modéré a moins de conséquences graves. Le seul risque est qu'il s'aggrave et se transforme en obésité ! Donc, allez-y ! Les bienfaits sur votre santé se verront très vite ; dès 10 % de perte de poids, on commence à voir se corriger tous les paramètres qui étaient dans le rouge.

Vous voulez retrouver votre dynamisme

 ## Ce qu'il faut savoir

De nombreux salariés et managers sont tellement investis dans leur travail (et sous pression) qu'ils en oublient leur santé. Pourtant, manquer de tonus et ne pas être au mieux de sa forme expose aux arrêts maladie et à la baisse d'efficacité au travail comme dans sa vie. Donc c'est le moment de prendre de bonnes décisions ; après tout, si bien manger le matin et à midi, et se faire de bons petits plats savoureux et équilibrés le soir vous font revivre, pourquoi s'en priver ?

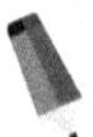 ## Mon petit mot d'encouragement

Plus léger dans son corps, plus vif dans son esprit ! Une entreprise nécessite beaucoup d'énergie de la part de chacun ; mais ce doit être une énergie positive qui donne envie de donner le meilleur de lui-même. Donc, pas question de sauter des repas, de grignoter régulièrement des produits gras et sucrés qui n'apportent aucune vitamine ni oligoélément à votre corps et ne sont que des calories « vides »… Le corps finira par exprimer ses carences et ses déséquilibres. Se donner les moyens d'être en bonne santé, c'est aussi se donner toutes les chances de travailler dans les meilleures conditions et de façon efficace. Un cerveau bien nourri (et bien reposé), c'est un cerveau potentiellement très efficace !

Vous voulez vous sevrer des médicaments

 ## Ce qu'il faut savoir

Avec les médicaments, il y a toujours un prix à payer en effets secondaires. C'est pourquoi il n'est pas raisonnable de penser que puisque l'on est protégé par le médicament, on peut se lâcher sur le reste !

Prenons l'exemple des statines utilisées pour traiter l'excès de LDL-cholestérol. À doses élevées, elles peuvent agresser le foie et les muscles. Sachant que plus la dose est forte, plus les effets secondaires sont importants, il est évident qu'en prenant soin de votre alimentation et de votre qualité de vie, vous pourrez ainsi baisser les doses et diminuer de ce fait les effets secondaires. Peut-être même finirez-vous par vous en passer – ce sera bien évidemment à voir avec votre médecin.

Attention, certains médicaments sont incontournables et ne peuvent pas être remplacés par l'alimentation. Il en va ainsi de la chimiothérapie par voie orale, des anticoagulants, en cas d'insuffisance cardiaque…

Certains médicaments sont utiles et irremplaçables. Nous avons atteint une capacité d'efficacité thérapeutique extraordinaire et l'augmentation de notre espérance de vie le traduit bien. Mais, comme je le disais, il y a toujours un prix à payer en effets secondaires et si l'on peut abaisser l'intensité de ces effets par une hygiène de vie bien pensée, tant mieux !

Mon petit mot d'encouragement

Il vaut mieux une belle et bonne assiette que 3 gélules tous les matins ! Comme le disait si bien Hippocrate : « Que ton aliment soit ton médicament. » Notre société sous-estime la capacité de prévention et d'action thérapeutique de nos aliments. Mangez mieux et vous serez moins malade, c'est évident. Votre corps a des ressources formidables qu'il faut mobiliser en lui apportant tout ce dont il a besoin : vitamines, oligoéléments, minéraux, protéines, lipides essentiels, fibres, antioxydants… Donc, mangez un peu de tout, car chaque aliment a des qualités spécifiques. Et en plus de perdre quelques kilos, vous vous porterez beaucoup mieux.

Vous voulez soulager vos articulations

Ce qu'il faut savoir

Les kilos excédentaires pèsent lourd sur les articulations. Songez qu'à chaque fois que vous posez le pied par terre, votre hanche supporte tout le poids de votre corps. Et comme vous le faites environ 10 000 fois par jour, cela représente environ un total de 400 tonnes supportées par chacune de vos hanches chaque jour si vous pesez 80 kg ! 20 kg de trop, et ce seront 100 tonnes supplémentaires chaque jour (en cumulé). Quel miracle que la plupart des hanches tiennent jusqu'à l'âge de 50-60 ans ! Vous comprenez pourquoi quelques kilos supplémentaires peuvent vous gâcher la vie à coups de douleurs lombaires et articulaires.

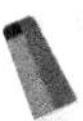

Mon petit mot d'encouragement

Perdre du poids et muscler son dos, pour des journées sans douleurs, c'est possible ! En perdant une dizaine de kilos, vous soulagez d'autant vos articulations ; vous diminuez la pression intra-articulaire et donc la réaction inflammatoire source de douleurs. Vous pourrez ainsi vous sevrer des antalgiques et des anti-inflammatoires qui « détraquent » l'estomac, affaiblissent les défenses immunitaires et peuvent à la longue augmenter la pression artérielle. Sachez aussi que certains de nos aliments et épices ont des vertus anti-inflammatoires (comme le curcuma, entre autres).

Vous voulez mieux dormir

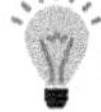

Ce qu'il faut savoir

Le syndrome d'apnées obstructives du sommeil (SAOS) concerne 5 à 15 % de la population adulte, particulièrement en cas de surpoids (dans 1 cas sur 2 en cas d'obésité). Le fait de faire des pauses respiratoires (de plus de 10 secondes à chaque fois) empêche d'avoir un sommeil récupérateur, diminue la bonne oxygénation du sang et augmente considérablement le risque cardiovasculaire. Quand suspecter un SAOS ? Quand on se réveille fatigué, avec des maux de tête, et que l'on a de gros coups de pompe dans la journée ; quand votre conjoint témoigne aussi de son inquiétude en vous entendant ronfler et surtout vous arrêter de respirer quelques secondes. Le diagnostic doit être fait dans un centre hospitalier du sommeil et le plus souvent il faudra, dans ce cas, porter durant la nuit un masque qui envoie de l'air sous pression. Les résultats sont spectaculaires : vous dormez mieux, vous vous réveillez en meilleure forme, vous êtes beaucoup plus efficace dans la journée, et vous ne risquez plus de vous endormir au volant ! Mais pas toujours facile de supporter cet appareil. La solution ? Maigrir !

 ## Mon petit mot d'encouragement

Passer des nuits tranquilles sans être relié à une machine, cela vaut bien quelques efforts pour maigrir ! En perdant du poids, l'arrière-gorge devient moins congestive et laisse ainsi mieux passer l'air. Les résultats sont visibles rapidement et c'est pourquoi votre détermination à perdre du poids doit être puissante ! Il en va de la tranquillité de vos nuits et de celui ou celle qui partage votre lit.

Vous voulez profiter de vos petits-enfants

 ## Ce qu'il faut savoir

Cela peut paraître un peu morbide, mais l'obésité diminue l'espérance de vie, en moyenne de dix à quinze ans. Par ailleurs, elle altère considérablement la qualité de vie. Difficile de courir avec ses petits-enfants quand on a 20 ou 30 kg de trop. Difficile aussi de les prendre sur ses genoux quand on a soi-même bien du mal à se pencher en avant…

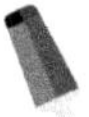 ## Mon petit mot d'encouragement

Faites-le pour vous et faites-le pour eux aussi ! Le corps a des capacités d'adaptation insoupçonnées ; il pardonne beaucoup, pourvu que l'on cherche à améliorer sa santé. En perdant 5, 10, 15, 20, 25 kg, vous augmentez votre espérance de vie en corrigeant tout ou partie de vos problèmes de santé. Si vous vous décidez à 60 ans, vous avez légitimement encore vingt à trente années d'espérance de vie, cela vaut donc le coup. Il n'est jamais trop tard pour se décider à maigrir. Le tout est de le faire sans restrictions sévères, car sinon vous agressez votre corps plus que vous ne le soulagez. Donc, en douceur mais efficacement sur la durée.

Vous voulez continuer les repas d'affaires sans accumuler les kilos

 ## Ce qu'il faut savoir

Beaucoup de managers ont des problèmes de poids et de santé. Tout les prédispose à cela : une pression permanente, des repas d'affaires assez souvent accompagnés d'alcool, des déplacements professionnels fréquents et donc des repas anarchiques, une grande sédentarité par manque de temps de loisirs. Il n'est pas étonnant que les kilos s'accumulent, avec les problèmes de santé et assez souvent aussi le tristement célèbre « burn-out ».

Le manager pense peu à lui. Et pourtant, s'il doit s'arrêter pour raison de santé, c'est tout l'avenir de son entreprise qui est en jeu, surtout quand il s'agit de petites et moyennes entreprises. S'occuper de soi, de son alimentation, de sa qualité de vie n'est donc pas du temps perdu ! C'est au contraire un atout supplémentaire permettant de gagner en efficacité et donc en productivité.

 ## Mon petit mot d'encouragement

Penser à vous, c'est aussi penser à l'essor de votre entreprise. Prendre le temps de manger, ne pas se laisser envahir par le travail, veiller à un bon sommeil récupérateur, sortir avec des amis, se reposer le week-end… c'est se donner les moyens d'être en forme et d'avoir toute l'énergie nécessaire pour faire avancer son entreprise.

En complément d'une opération

 ## Ce qu'il faut savoir

Pour les personnes dont l'IMC est supérieur ou égal à 40 (voire à 35 avec une pathologie associée), il est possible de recourir à une chirurgie dite bariatrique reposant soit sur la pose d'un anneau gastrique, soit sur l'ablation de la majeure partie de l'estomac (la sleeve gastrectomie), soit sur le court-circuitage de l'estomac et d'une partie de l'intestin grêle (le by-pass).

Dans le cas de l'anneau et de la sleeve, l'estomac se remplit très vite et déclenche rapidement le sentiment de satiété ; la personne mange donc peu et de ce fait maigrit vite. Dans le cas du by-pass, on provoque dans l'intestin une mauvaise absorption de ce que l'on mange, et de ce fait, la personne profite moins des calories ingérées (il faut d'ailleurs qu'elle se supplémente à vie en vitamines et minéraux, pour ne pas avoir de carences).

Dans les deux cas, la perte de poids peut être importante (30 à 50 kg par an) surtout si l'alimentation est équilibrée, sans excès de gras et de sucre et qu'elle est accompagnée d'un programme d'activité physique régulier et soutenu.

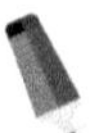

Mon petit mot d'encouragement

Vous hésitez ? C'est normal ! Sachez qu'il faut près d'un an entre la première consultation et la date de l'opération : vous devez mûrir votre choix et l'équipe médicale a aussi besoin de bien vous connaître. Et si vous avez fait le plus difficile en vous faisant opérer, maintenant la récompense est à portée de main pour peu que vous suiviez bien les conseils nutritionnels !

Sachez que l'opération à elle seule ne suffit pas, surtout si vous compensez par des grignotages perpétuels. On peut ainsi constater des pertes de poids de seulement 5 à 10 kg... Dommage quand on est passé entre les mains d'un chirurgien. Donc veillez à la qualité de votre alimentation et à votre activité physique, et tout ira bien !

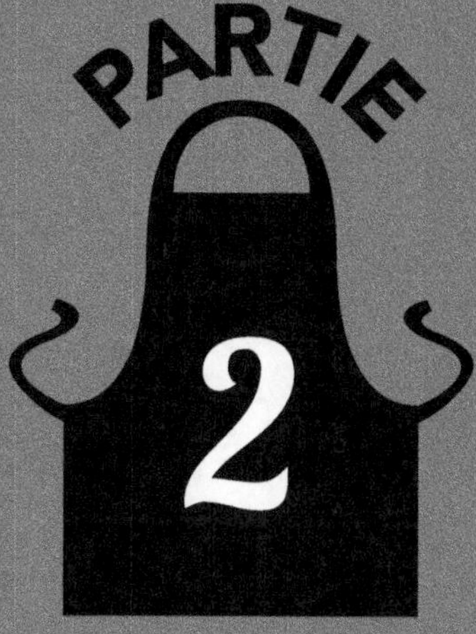

PASSEZ À L'ACTION
et changez votre comportement durablement : adoptez ma méthode

Présentation de ma méthode

Maintenant que vous avez identifié la cause de votre prise de poids et trouvé le vecteur de motivation qui va augmenter votre détermination et votre endurance dans le changement, passez à l'action !

Les calories quotidiennes

Votre alimentation est nécessairement perfectible, sinon vous n'en seriez pas là. Je vous propose donc de revoir avec vous vos repas et les aliments que vous mangez (trop ou pas assez). Mais pour combien de calories dans la journée et dans le cadre de quel régime, me demanderez-vous ?

MISE EN GARDE

Il ne faut pas faire de régime sévère (moins de 1 000 kcal/jour) quand on est adolescente, en cas de grossesse, en période de dépression et quand on a plus de 70 ans !

En temps normal, une femme a besoin de 1 800 à 2 000 kcal par jour (on dit calories, mais on écrit kcal) et un homme de 2 500 kcal par jour environ. Pour maigrir dans de bonnes conditions, sans attaquer sa masse musculaire, sans s'infliger de carences et sans avoir faim entre les repas, je vous recommande de baisser de 30 % votre apport calorique de base. En somme, pour une femme, il faut se situer entre 1 200 et 1 500 kcal par jour – et pour un homme, entre 1 500 et 1 800 kcal par jour. Sachez que la majorité des régimes restrictifs qui causent les phénomènes de yo-yo se situent entre 500 et 1 000 kcal par jour !

Vous pouvez vous demander comment vous allez maigrir en ingérant autant de calories par jour. Eh bien, l'astuce consiste à associer cette économie alimentaire de 500 kcal à une dépense énergétique quotidienne de 300 à 500 kcal.

En somme, vous mangez moins et surtout mieux, et vous bougez plus. Vous êtes gagnant sur tous les tableaux : non seulement, vous êtes en déficit quotidien de près de 1 000 kcal, mais de plus, vous augmentez votre masse musculaire ; ainsi vous remettez la chaudière calorique en marche, et vous augmentez votre métabolisme de base.

> **Y A-T-IL UNE SAISON PRIVILÉGIÉE POUR BIEN MAIGRIR ?**
>
> L'été est la meilleure des saisons pour maigrir, car il fait chaud et spontanément, le corps recherche ce qui est hydratant et frais. C'est le moment idéal pour manger des légumes et des fruits et fuir les plats en sauce difficiles à digérer. Attention toutefois au piège des glaces, esquimaux et sodas sucrés bien frais car l'addition calorique grimpe vite. Méfiance aussi avec la chaleur qui a tendance à calmer les ardeurs sportives, et qui incite ainsi à moins se dépenser.
>
> En hiver, il est normal de prendre un peu de poids, car physiologiquement le corps lutte contre le froid en stockant les calories pour mieux les brûler et produire de la chaleur interne – c'est pourquoi instinctivement, on préfère les féculents, le chocolat et les plats en sauce. Maigrir en hiver est donc un peu plus difficile et très fatigant ; raison de plus pour ne pas faire n'importe quoi !
>
> Quant au printemps et à l'automne, ce sont des saisons intermédiaires qui permettent de passer en douceur d'un mode alimentaire à l'autre.

La nature de mes régimes

Physiologiquement, je veille à ce que vous mangiez riche en protéines grâce aux viandes, poissons, œufs, produits laitiers et sources de protéines végétales (mais sans excès, pour ne pas fatiguer vos reins) afin de préserver vos muscles et parce que les protéines ont un effet rassasiant, tout en contrôlant le gras et le sucre sans pour autant les supprimer car ils font partie du plaisir de manger. Je veille aussi à ce qu'il y ait toujours un peu de féculents ou de pain, pour vous rassasier durablement – et je tiens à ce que tous les aliments soient présents pour limiter le risque de carences.

Votre corps a des exigences auxquelles il est impératif de répondre si vous voulez maigrir durablement, efficacement et en bonne santé.

Pourquoi mes régimes marchent

Les quatre grandes qualités de mes régimes :
* ils préservent votre plaisir de manger en respectant vos envies ;
* ils ne provoquent pas de sensation de faim entre les repas ;

- ils ne provoquent pas de carences et préservent votre santé ;
- ils vous apprennent à bien connaître les aliments, pour vous rendre autonome dans vos choix, que vous soyez chez vous, au restaurant ou chez des amis.

Mes conseils marchent très bien et quand on me dit : « Formidable ! Je maigris et je n'ai pas l'impression de suivre un régime ! », c'est le plus beau compliment que l'on puisse me faire !

J'estime que nombre des régimes amaigrissants ne vous apprennent rien. Ils vous imposent des conseils à appliquer mais dès lors que vous vous trouvez en face de situations qui sortent de votre quotidien (restaurant, voyage…) ou que vous découvrez de nouveaux aliments, vous ne savez plus quoi faire, ni quoi choisir.

C'est pourquoi j'ai choisi de vous apprendre à mieux connaître les aliments et ce qu'ils contiennent. Je veux vous rendre autonome en vous transmettant la connaissance des aliments que vous pourrez utiliser aussi bien dans le cadre de votre régime qu'ailleurs.

Je vous apprendrai aussi à jouer avec les équivalences des aliments au gré de vos envies pour qu'au final, vous ne tombiez pas dans les excès de gras et de sucre, tout en vous faisant plaisir. Il n'est pas question de vous priver mais de compenser astucieusement d'un plat à l'autre, d'un repas à l'autre, pour respecter votre contrôle calorique du jour. Ainsi votre plaisir de manger restera intact ! Avec mes conseils, vous pourrez maigrir en mangeant des frites et du chocolat !

Le plan d'attaque de votre régime

Avant d'entrer dans le détail des repas et des aliments, je tiens à vous donner une vision globale de ce que vous allez faire, à travers trois objectifs successifs.

Le programme est clair : décollage à 1 200 kcal pour initier la perte de poids ; puis palier prolongé à 1 500 kcal, le temps qu'il faut pour atteindre le poids désiré ; enfin, atterrissage à 1 800 kcal pour stabiliser le poids atteint. Ensuite, au long terme et si votre poids est bien stable, vous pouvez avoir une alimentation équilibrée correspondant à vos besoins, aux environs de 2 000 kcal par jour.

En toute honnêteté, je ne peux pas vous préciser la durée de chaque étape car elle dépend des réactions de votre organisme, de la vitesse à laquelle vous allez maigrir, et de vos réactions face à ces nouveaux comportements. Vous serez votre meilleur juge !

Objectif 1 : 1 200 kcal par jour

Ce programme convient à toutes les situations en première intention, car il est varié et rassasiant, tout en assurant un déficit non négligeable d'environ 800 à 1 000 kcal par jour. Il est parfait pour une femme et s'il est associé à une activité physique régulière, il peut permettre de perdre 2 à 3 kg par mois (voire plus) en ayant préservé les muscles, les métabolismes, le tout sans carences. En revanche, pour un homme, s'il s'agit d'un gros mangeur, il risque d'être un peu juste en quantité ; dans ce cas, il faudra débuter par 1 500 kcal par jour.

Vous suivrez cette première phase tant qu'il vous plaira, mais le minimum est de deux à trois semaines pour vous encourager dans votre perte de poids.

La faim étant l'ennemi du régime, je prévois que vous fassiez trois repas principaux et une collation l'après-midi : un petit-déjeuner de 250 à 300 kcal (20 % des calories de la journée) ; un déjeuner de 400 à 500 kcal (40 %) ; une collation de 100 à 150 kcal (environ 10 %) et un dîner de 300 à 400 kcal (30 %). Toutefois si vous ne voulez pas prendre de petit-déjeuner parce que vous n'avez pas faim le matin, je vous proposerai des alternatives.

Globalement, durant cette première phase, vous mangerez de tout et vous privilégierez les légumes et les modes de cuisson sans matières grasses. Vous mangerez aussi un peu de féculents et de pain, un peu de sucre et de matières grasses. Vous n'aurez pas faim entre les repas car les quantités sont suffisantes et il y aura assez d'aliments rassasiants riches en protéines (viandes, poissons, œufs, fromage blanc) et riches en fibres (légumes et fruits, céréales complètes) pour que vous n'ayez pas envie de grignoter entre les repas. Au demeurant, la collation est là pour parer aux petites faims de l'après-midi.

Vous vous pèserez régulièrement et analyserez vos sensations ; c'est important pour déterminer la durée de suivi de cette première étape. En effet, si vous la supportez bien parce que vous adorez les légumes, très bien, continuez sur un mois, deux mois, trois mois... tant que vous vous sentez bien. En revanche, si les féculents vous manquent et que les légumes vous lassent vite, il faudra passer plus rapidement à l'étape suivante à 1 500 kcal, qui vous permettra de continuer à maigrir, car vous augmenterez l'intensité de votre activité physique. Vous aurez commencé à maigrir et cela vous donnera des ailes. À vous de voir en fonction de vos goûts et de vos contraintes.

Objectif 2 : 1 500 kcal par jour

Quand vous aurez commencé à bien maigrir et que vous en ressentirez le besoin, vous augmenterez de 300 kcal et passerez à la phase suivante : 1 500 kcal par jour. Le principe est le même, à la différence que vous augmenterez la consommation de féculents, en complément des légumes, ainsi qu'en gras et en sucre. Les augmentations seront modestes mais suffisantes pour vous faire plaisir et vous contenter, tout en continuant de maigrir ! Vous resterez à cette étape le temps qu'il faudra pour que votre perte de poids désirée soit atteinte.

Objectif 3 : 1 800 kcal par jour

Une fois le poids désiré atteint, vous attaquerez la phase de stabilisation en augmentant encore de 300 kcal pour atteindre 1 800 kcal par jour, ce qui est très proche du besoin calorique d'une femme, et légèrement en dessous du besoin calorique d'un homme. Vous pourrez choisir d'apporter ces 300 kcal sous la forme que vous voulez : un pain au chocolat dans l'après-midi, un gâteau au dessert, un apéritif et un verre de vin ou une assiette de frites… Vous contrôlerez votre poids régulièrement et réagirez très vite si vous constatez que vous faites trop d'extras et que le poids remonte.

Des exemples encourageants

Je peux vous donner l'exemple d'une femme qui avait 10 kg à perdre, et qui a perdu 3 kg en un mois avec le 1 200, puis 7 kg en trois mois avec le 1 500. Elle s'est ensuite stabilisée avec le 1 800 qui lui convient très bien. Son problème ? À la moindre émotion, qu'elle soit heureuse ou malheureuse, elle mangeait. Elle avait beaucoup de mal à résister à l'appel du sucré et se jetait sur les biscuits et le chocolat à la moindre contrariété. Pour l'aider, je lui ai d'abord expliqué que lorsque l'on a le ventre plein, on est moins attiré par le sucre ; d'où l'importance de faire de vrais repas complets pour limiter le risque de grignotage. Concernant la gestion des émotions, il est un fait que le goût sucré a un côté apaisant et légèrement régressif (que donne-t-on aux enfants qui ont un gros chagrin ? Un bonbon !) ; il rassure, il fait du bien mais hors de contrôle, il peut contribuer à faire grossir ! Et c'est ce qui est arrivé à cette femme. Il fallait donc qu'elle apprenne à gérer ses émotions autrement que par la nourriture. D'où la nécessité de développer des alternatives : apprendre à se décontracter, à mieux respirer, à méditer, à marcher régulièrement dans la semaine pour se détendre, à parler de ses soucis à un tiers… Bref, à évacuer et à digérer, sans compenser sur la nourriture. Acupuncture et sophrologie peuvent aussi être de bonnes aides. C'est ce qu'elle a fait, en plus du suivi des conseils nutritionnels, dans le respect d'une alimentation non restrictive et très gourmande, sans frustrations, ni faim entre les repas. Ses crises se sont vite arrêtées. Elle est beaucoup plus sereine ; le fait d'avoir maigri a renforcé sa confiance en elle et ce nouvel équilibre s'applique maintenant aussi bien dans son alimentation que dans sa vie en général !

Une femme de 53 ans est venue me voir, désespérée de peser 87 kg, alors que jeune fille, elle en pesait 58. Au fil des grossesses et de sa gourmandise, elle a progressivement dérivé pour en arriver à ce poids qui lui devenait insupportable. Elle avait suivi toutes sortes de régimes et ne savait plus quoi faire. Je me suis rendu compte qu'elle mangeait peu aux repas mais grignotait beaucoup. Je lui ai donc longuement expliqué l'importance de faire des repas complets, pour ne pas grignoter – et nous avons parlé de recettes et de plats qu'elle aimait beaucoup mais qui étaient trop gras et trop caloriques. Elle a donc appris à alléger ses recettes, à mieux choisir ses aliments et à faire de vrais repas copieux. Elle en est arrivée à ne plus grignoter et a perdu 20 kg en dix mois ! Elle est radieuse et se sent beaucoup plus légère !

J'ai conseillé un jeune homme de 32 ans qui avait pris beaucoup de poids depuis qu'il était entré dans son entreprise. D'un poids normal de 75 kg pour 1 m 80, il était passé à 95 kg en deux ans ! Il mangeait trop souvent des sandwichs et pas assez de fruits et légumes, et ne pratiquait plus aucun sport. Heureusement pour lui, il pouvait avoir accès à une salle de sport dans son entreprise. Je lui ai expliqué comment changer son alimentation et l'ai incité à profiter de cette salle. Sitôt dit, sitôt fait : il était tellement décidé à maigrir qu'il allait tous les matins faire une heure de sport dans cette salle avant de commencer son travail et suivait à la lettre mes conseils. Il a perdu 6 kg le premier mois, et, en quatre mois, il est revenu à ses 75 kg. Depuis, il continue de manger sain et équilibré et fait du sport très régulièrement.

Je me suis occupée d'une jeune femme journaliste qui commençait son travail à 6 h le matin et se levait à 4 h. Elle partait au travail le ventre vide, mangeait des viennoiseries vers 9-10 h, puis souvent un sandwich vers 13 h tout en continuant de travailler, avant de rentrer chez elle vers 15 h. Affamée, elle se mettait à grignoter, puis dînait copieusement vers 20 h, pour se coucher vers 22 h. Depuis qu'elle vivait à ce rythme, elle avait pris 15 kg en cinq ans et se sentait extrêmement fatiguée. Je lui ai expliqué comment mieux répartir ses repas dans la journée tout en gérant ses contraintes horaires. Elle prend maintenant un yaourt, une compote et un thé quand elle se lève à 4 h ; elle ne craque plus sur les viennoiseries à 9 h ; elle mange une salade composée faite maison, un yaourt et un fruit au déjeuner et fait ensuite une petite sieste, puis un dîner bien équilibré avec un plat complet, un laitage et un fruit. Elle n'est plus fatiguée et a reperdu ses 15 kg en cinq mois.

Votre programme en trois temps

Maintenant que vous avez une vision globale de la succession des trois étapes (1 200, 1 500, 1 800), je vais vous parler plus précisément de chacun de vos repas et vous accompagner pas à pas tout au long d'une journée. Je vous donnerai également quelques repères qui vous permettront d'adapter mes menus en fonction de vos goûts et de vos contraintes d'organisation.

Objectif 1 : 1 200 kcal par jour

Quel que soit le motif de votre prise de poids, c'est en général par ce programme que vous démarrerez. J'estime qu'il représente un très bon équilibre entre une restriction calorique raisonnable, des apports nutritionnels suffisants pour couvrir vos besoins et le plaisir de manger avec des repas abondants et réguliers.

QUAND EST-IL DÉCONSEILLÉ D'APPLIQUER CE RÉGIME ?

Je considère que ce régime est contre-indiqué en cas de grossesse et en période de dépression – et je le déconseille vivement en début de sevrage tabagique, en période de travail en horaires décalés et particulièrement durant le travail de nuit. Toutes ces périodes sont trop exigeantes en apports nutritionnels et en énergie personnelle pour résister à une restriction calorique. Je vous donnerai d'autres conseils.

Votre journée type

Je vous invite à faire trois repas par jour et une collation.

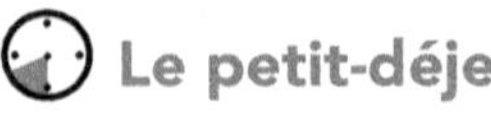 Le petit-déjeuner

Prenez le temps d'un bon petit-déjeuner (250 à 300 kcal) pour bien démarrer la journée avec le sourire et du tonus.

Réveil un peu difficile, le temps qui presse et vous avez faim ? Pas de panique ! En dix minutes, vous pouvez tout à fait faire un petit-déjeuner complet mais léger en calories : laitage, fruit, un peu de pain ou de céréales…

Si vous n'avez pas faim parce que vous vous levez tôt, emportez avec vous de quoi manger au bureau quand les premiers signes de la faim se manifesteront vers 11 h (pourquoi pas 1 fruit et 2 petits biscuits de type Petit Beurre).

Le déjeuner

Si vous mangez sur le pouce un sandwich de temps à autre, ce ne doit pas être la règle. Prenez le temps de faire un déjeuner complet (400 à 500 kcal). Celui-ci se composera de viande (ou de poisson ou d'œufs) généreusement accompagnés de légumes et d'une petite quantité de féculents, d'un laitage allégé et d'un fruit. Vous pouvez prendre des crudités en entrée, à condition de ne pas y ajouter plus de 1 c. à soupe de vinaigrette. Buvez de l'eau (oubliez les sodas ou le petit verre de vin).

La collation

La petite collation de l'après-midi (50 à 150 kcal) vous sera utile pour calmer une petite faim bien légitime. Vous pouvez alors manger 1 fruit ou 2 petits biscuits secs, ou 1 petite poignée d'amandes. Buvez de l'eau, du thé, du café – et surtout pas de boisson sucrée (pas de sodas).

Le dîner

Après une journée bien active, vous voilà enfin chez vous ! C'est la détente et le bonheur de croquer le petit quignon de pain et son morceau de fromage, de prendre une bonne douche, de vous changer et de préparer un bon dîner ! Idéalement, il doit être un peu plus léger que le déjeuner (300 à 350 kcal). Là réside le secret de la perte de poids, car après… on dort !

Vous prendrez un plat principal avec une part de viande (ou de poisson ou d'œufs) accompagnée de beaucoup de légumes, d'un laitage allégé et d'un fruit. Buvez de l'eau. Éventuellement, savourez pleinement 1 ou 2 carrés de chocolat noir.

Quelques repères quantitatifs

Les féculents et le pain

Vous pouvez manger chaque jour 100 g de féculents (poids cuit) et 40 g de pain. Libre à vous de les répartir comme bon vous semble, sachant que vous pouvez aussi remplacer les féculents par le pain : 100 g de féculents = 50 g de pain (2 belles tranches).

Quelques exemples de répartition

- 40 g de pain le matin, 100 g de féculents au déjeuner, ni pain, ni féculents le soir au dîner.
- 40 g de pain le matin, 50 g de féculents au déjeuner, 50 g de féculents au dîner.
- 40 g de pain le matin, 50 g de pain au déjeuner, ni pain, ni féculents au dîner.

Quelques repères d'équivalences

- 40 g de pain = 1/6 de baguette = 2 belles tranches.
- 30 g de céréales = 1/3 de bol moyen.
- 100 g de féculents = 2 à 3 c. à soupe de riz, de semoule, de légumes secs ou de purée, 2 à 3 fourchettes de pâtes, 1 belle pomme de terre.

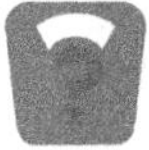 **Comment je fais si je n'aime pas beaucoup les légumes et que j'ai l'habitude de manger beaucoup de féculents ?**

C'est une situation assez classique. En fait, il est très rare de n'aimer aucun légume.

Vous aimez sûrement quelques crudités et dans ce cas, capitalisez sur ce que vous aimez ; mangez-en à chaque repas, mais faites attention à la vinaigrette car 1 c. à soupe apporte environ 80 à 100 kcal ! Faites une vinaigrette allégée (voir « Mes recettes allégées ») et mettez-en 1 c. à soupe par assiette de salade composée. Les carottes râpées peuvent se contenter d'un filet de citron ; le concombre peut être accompagné d'une sauce au fromage blanc à 0 % de MG (avec jus de citron, ciboulette, sel et poivre ; délicieux !).

Quant aux légumes cuits : si vous tournez vite en rond parce que vous les aimez peu et que vous mangez toujours les mêmes, variez en les accompagnant de quelques féculents (à la place du pain). Ne renoncez pas, pour autant, à manger ceux que vous n'aimez pas ; il suffit d'épices, d'une sauce tomate maison, d'une béchamel allégée ou d'un peu de gruyère pour qu'ils vous séduisent. Je vous propose en fin d'ouvrage des recettes simples et savoureuses avec de nombreux légumes, pour vous donner plein d'idées !

Le sucre et les produits sucrés

Il faut en consommer, pour tenir ! Pour vous faire plaisir, vous pouvez manger l'équivalent de 2 morceaux de sucre par jour (10 g) soit, au choix :

- 1 c. à soupe de confiture ou de miel ;
- 2 morceaux de sucre dans le thé ou le café ;
- 2 à 3 carrés de chocolat noir ;
- 1 yaourt aromatisé ou aux fruits ;
- 1 pot de compote industrielle ;
- 2 petits biscuits de 10 g (type Petit Beurre) ;
- 1 grosse boule de glace ou 2 petites ;
- 1 petit bol de lait chocolaté ;
- 1 entremet au chocolat ;
- 1/2 pain au chocolat ;
- 2 à 3 bonbons.

Une alimentation complète et équilibrée

Il faut consommer de toutes les familles d'aliments, car elles ont toutes un rôle à jouer dans votre quête d'amaigrissement.

- Les viandes, poissons et œufs vous apportent des protéines rassasiantes, mais aussi du fer et des vitamines (à consommer 1 à 2 fois par jour).
- Les produits laitiers vous apportent également des protéines rassasiantes (surtout le fromage blanc), mais aussi le calcium indispensable à la solidité de vos os. Les laitages seront à 0 % de MG ou au lait 1/2 écrémé (à consommer 3 fois par jour).

Et si je n'aime pas les produits laitiers ?

Vous en avez tout à fait le droit ! Sachez simplement qu'avec moins de 2 produits laitiers par jour, vous aurez du mal à couvrir votre besoin en calcium. Vos os risquent alors de se déminéraliser plus rapidement, vous exposant ainsi à un risque plus élevé de fractures. Vous ne le sentez pas. Les végétaux vous en apportent trop peu sur une journée et au demeurant, leur calcium est souvent mal absorbé en raison de leur richesse naturelle en fibres, phytates et oxalates. Donc, ne comptez pas sur eux, même si vous en mangez beaucoup, pour vous apporter les 900 mg de calcium dont vous avez quotidiennement besoin.

En revanche, il y a d'autres solutions : vous pouvez remplacer le lait par des « laits » végétaux enrichis en calcium (lait de soja, lait d'amandes…) ; ils contiennent 120 mg de calcium/100 ml, soit autant que le lait. Vous pouvez aussi remplacer les yaourts par des laits fermentés au soja enrichis en calcium ; ils contiennent toutefois un peu moins de calcium que les yaourts (120 mg/100 g *vs* 170 mg/100 g). Reste aussi les eaux minérales calciques comme Contrex®, Hepar® et Courmayeur®, qui contiennent entre 500 et 600 mg de calcium par litre !

À vous de panacher pour assurer vos 900 mg de calcium par jour.

- Les légumes et fruits vous apportent des fibres rassasiantes (également très importantes pour votre transit), mais aussi les vitamines dont le carotène, la vitamine C et les antioxydants nécessaires à votre tonus et à votre santé. Au minimum 5 fruits et légumes par jour, dont au moins 2 à chaque repas principal : crudités, légumes cuits, fruit. Régalez vous, il y a le choix !

- Il y a un peu de pain et de féculents dans ce régime. Cela peut vous surprendre, et pourtant c'est un facteur de réussite essentiel car par leur richesse en glucides de type amidon, ils rassasient durablement et sont donc un formidable rempart contre le grignotage entre les repas. En somme, à chaque repas, je vous fait manger un peu de pain ou de féculents, juste assez pour bien vous rassasier durablement. Et puis, c'est si bon d'accompagner ses légumes d'un peu de pâtes, de riz ou de légumes secs – ou son fromage d'un peu de pain. Pour moi, un régime doit être agréable à suivre – et non pas une souffrance ou une punition.

- Concernant le sucre, il est possible d'en manger un peu, pour le plaisir : l'équivalent de 2 morceaux de sucre par jour. Là aussi, je ne peux pas concevoir que l'on impose à une personne de supprimer le sucre et les produits sucrés. C'est un plaisir essentiel ! J'augmente même les doses au gré de la progression des différentes étapes de ma méthode. Je tiens à ce que vous vous régaliez avec, au choix, un peu de chocolat noir le soir après le dîner, un peu de confiture sur le pain le matin, 1 ou 2 biscuits en cas de petite faim l'après-midi. En somme, faites-vous plaisir tout en maigrissant.

- Pour les matières grasses, il y a juste un peu de beurre sur le pain le matin, de la vinaigrette sur les crudités. Elles sont non seulement là pour agrémenter vos repas (du bon beurre sur du bon pain frais, une délicieuse vinaigrette riche en herbes aromatiques sur vos crudités) mais de plus, elles vous apportent des éléments nutritionnels importants pour vous : de la vitamine A (le beurre) et de la vitamine E (huiles). Ces deux vitamines sont formidablement antioxydantes et précieuses !

Votre journée pas à pas

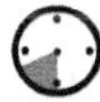 Le petit-déjeuner

Chacun entretient une relation très personnelle et intime avec son petit-déjeuner.

Commencez la journée du bon pied

Le petit-déjeuner est un repas essentiel pour bien démarrer la journée et rester en forme. Je suis toujours respectueuse des habitudes et envies de chacun et loin de moi l'idée de vouloir vous forcer à manger le matin, mais si vous ressentez de la fatigue, des coups de pompe au cours de la matinée et que vous constatez que vous mangez trop à midi, c'est que manifestement, vous n'avez pas pris assez d'énergie au petit-déjeuner.

Je vous conseille au petit-déjeuner un laitage, un fruit et un peu de produits céréaliers.

- **Un laitage** (pour votre apport de calcium) : ce peut être 1 verre de lait 1/2 écrémé (avec du café ou un peu de chocolat), 1 yaourt nature ou 1 bol de fromage blanc à 0 % de MG. Comptez entre 50 et 80 kcal.

FROMAGE BLANC OU YAOURT ?

Le fromage blanc est plus rassasiant que le yaourt car il est plus dense en bouche et plus riche en protéines ; vous pouvez l'agrémenter d'un fruit coupé en morceaux. Quant au yaourt, attention aux versions aux fruits ou aromatisées qui contiennent 2 morceaux de sucre par pot. Donc, soit vous prenez un yaourt édulcoré aux fruits de type Taillefine® ou Sveltesse®, soit vous mangez votre yaourt nature avec une pointe de confiture ou de miel (et dans ce cas, vous n'en mettrez pas sur votre pain, ou ne mangerez pas de céréales). Attention également aux yaourts au lait entier ou « à la grecque » qui sont 2 fois plus gras qu'un yaourt nature.

- **Un fruit** (pour les fibres et les vitamines, dont surtout la vitamine C) : vous pouvez le manger ou le boire, peu importe. Manger un fruit vous rassasiera plus longtemps que le fait de le boire, mais sachez qu'il y a quasiment autant de vitamines et aucun sucre ajouté dans le jus de fruits (en revanche, il y en a dans les nectars, qu'il faut donc diluer). Comptez 50 à 100 kcal, selon les fruits.

    - À manger, ce peut être (au choix) 1 pomme, 1 poire, 1 orange, 1 kiwi, 2 clémentines. En période de fatigue, privilégiez les fruits particulièrement riches en vitamine C comme les agrumes (et les fraises) et certains fruits exotiques (le plus célèbre étant le kiwi, mais aussi la mangue). À noter que la banane contient peu de vitamine C et que c'est l'un des fruits les plus riches en sucres ; ne consommez pas plus d'une demi-banane.
    - À boire, privilégiez le jus d'orange, de pamplemousse (sauf si vous prenez des médicaments car il expose à leur surdosage) ou de fruits exotiques car un seul verre de ces jus couvre à lui seul quasiment votre besoin quotidien en vitamine C. Ne confondez pas le jus de fruits et les boissons aux fruits qui ne sont que de l'eau, du sucre et un filet de concentré de fruits.

- Vous pouvez aussi prendre une compote. L'idéal est qu'elle soit maison (sans sucre ajouté). Si vous l'achetez, choisissez-la « sans sucres ajoutés » (sinon, elle contiendra 2 morceaux de sucre par pot).

- **Du pain, des biscottes, des biscuits ou des céréales** (pour l'énergie physique et mentale de la matinée) : ils calent bien l'appétit, et souvent durablement. Comptez 100 à 150 kcal.

Dans le cadre du régime à 1 200 kcal par jour, cela peut être :
- Du pain : environ 40 g de pain, soit 2 belles tartines que vous pouvez tartiner de 5 g de beurre tendre (ou de matière grasse allégée) ou d'une pointe de confiture ou de miel (pas plus de 1 c. à café pour les 2 tartines). Peu importe la nature du pain ; sachez toutefois que le pain complet est plus rassasiant que le pain blanc, et que le pain tradition est celui qui a l'index glycémique le plus bas (intéressant si vous avez du diabète).
- Des biscottes : elles sont plus concentrées en calories que le pain, n'en prenez pas plus de trois, légèrement beurrées.
- Des céréales de petit-déjeuner : elles ont la réputation d'être relativement caloriques mais en réalité tout est affaire de quantité. Si vous tenez à votre muesli avec du lait, ne vous en privez pas, mais ne dépassez pas 30 g. Ce bol vous apportera environ 150 kcal (l'équivalent de 2 tartines de pain avec un peu de confiture plus un yaourt nature). Si vous aimez les flocons d'avoine, ne vous en privez pas, ils sont encore un peu moins caloriques (environ 10 % de calories en moins) et ne contiennent pas de sucre ajouté.

- **Du café, du thé, de la ricorée** : ils réconfortent, réveillent, réchauffent. Ne vous en privez pas mais habituez-vous à les boire sans sucre ou peu sucrés. Au besoin, vous pouvez y ajouter un peu d'édulcorant.

- **Et pourquoi pas un grand verre d'eau...** Il présente l'avantage de « réveiller » le transit, pratique très utile en cas de constipation (fréquente quand on diminue sa consommation de graisses).

N'oubliez pas de vous faire plaisir

Pour qu'un régime fonctionne, il faut aussi que la dimension plaisir soit satisfaite. Voici quelques suggestions.

- **Vous avez envie de fromage** : pas de problème, cela remplacera le beurre sur le pain ; vous gagnerez même quelques calories, car le fromage contient 30 % de MG alors que le beurre en contient 86 %. Ne dépassez pas une portion de 30 g et évitez d'en remanger dans la journée.

- **Vous avez envie de croissant :** sachez qu'il vous apporte quasiment autant de calories (entre 200 et 300 kcal) que la totalité de votre petit-déjeuner ! Si vous en avez vraiment envie, prenez-le comme extra le week-end accompagné d'un yaourt nature (70 kcal), d'un petit fruit peu sucré (type kiwi, 40 à 50 kcal le fruit) et de café ou thé sans sucre.

- **Vous avez envie de biscuits :** les moins caloriques sont les biscuits de type Petit Beurre (raisonnablement gras et peu sucrés, environ 30 kcal par biscuit de 7 à 10 g), les plus caloriques sont les biscuits chocolatés de type cookies (environ 100 kcal le cookie de 20 g). Donc, oui aux Petit Beurre à raison de 2 ou 3, à la place du pain ou des biscottes.

- **Vous avez envie d'amandes, de noix, de noisettes :** c'est une excellente idée car elles sont riches en magnésium, potassium, fibres et en vitamine E au pouvoir très antioxydant (surtout les amandes). Elles sont aussi très rassasiantes et vous apportent de très bons lipides (de type oméga 9). Vous pouvez en prendre une petite poignée (entre 7 et 10, soit environ 60 à 80 kcal) et pour ne pas dépasser votre quota de calories et de graisses, ne mettez pas de beurre sur votre pain.

- **Vous n'avez pas faim le matin :** ne vous forcez surtout pas, mais analysez-en les raisons. En général, les personnes qui n'ont pas faim le matin mangent trop le soir et un peu tardivement. Elles sont donc encore « sur leur digestion » le matin, surtout si elles se lèvent tôt. Si c'est votre cas, deux solutions : soit moins manger le soir et un peu plus tôt ; soit partir au travail le matin avec ce que vous avez pu avaler en vitesse et emporter, par exemple, un fruit et un petit pochon de biscuits de type Petit Beurre, que vous mangerez quand la faim se fera sentir, avant 11 h de préférence.

Mes exemples de menus

Choisissez le menu qui vous convient ; ils sont tous calculés pour vous apporter 300 kcal tout en étant variés et équilibrés.

- **Vous aimez le pain :** 40 g de pain ou 3 biscottes (ou 3 pains grillés suédois), 5 g de beurre (1/2 tablette individuelle), 1 fruit (pomme, poire, orange, 2 clémentines, 1 gros kiwi…) ou 1 petit verre de jus de fruit, 1 yaourt nature ou édulcoré aux fruits ou 1 bol de fromage blanc (0 % de MG), du thé ou du café sans sucre. Si vous voulez y ajouter 1 petite poignée d'amandes, supprimez le beurre.

- **Vous aimez les céréales :** 1 bol de céréales de petit-déjeuner (maximum 30 g) avec 150 à 200 ml de lait 1/2 écrémé (ou 1 yaourt ou 1 fromage blanc à 0 % de MG), 1 fruit ou 1 petit verre de jus de fruit, thé ou café sans sucre. Si vous voulez y ajouter 1 petite poignée d'amandes, ne prenez que 20 g de céréales.

- Vous aimez le jambon, les œufs et vous avez envie de faire un petit-déjeuner copieux et rassasiant, soit pour le brunch du week-end soit parce que vous mangez tard au déjeuner : 40 g de pain (ou 3 biscottes), 1 tranche de jambon ou 1 œuf, 1 tranche de bacon maigre (moins de 3 % de MG), 1 yaourt nature (ou fromage blanc à 0 % de MG), 1 fruit ou 1 petit verre de jus de fruit, thé ou café sans sucre.

Voilà, vous pouvez commencer votre journée avec sérénité. Vous allez tenir sans faim jusqu'au déjeuner !

La collation matinale (si vous n'avez pas petit-déjeuné)

En principe, vous ne devriez pas avoir faim durant la matinée si vous avez pris un bon petit-déjeuner. Mais imaginons que vous ne l'ayez pas pris et que vous avez le ventre vide. La faim ne va pas tarder à se manifester et votre estomac à se faire entendre. Que manger alors, sans pour autant freiner votre perte de poids ?

Vous bénéficiez d'un « avoir » de 300 kcal environ, encore que le déjeuner n'étant pas loin, je vous recommande d'en consommer moins (150 à 200 kcal, par exemple).

Ainsi, vous pouvez manger :
- 3 biscuits, de type Petit Beurre ; ils calent bien et sont un peu moins gras et sucrés que la plupart des autres biscuits (compter 100 kcal pour les 3 biscuits) ;
- ou 1 belle poignée d'amandes ; elles ont le mérite de s'emporter partout dans une petite boîte (compter environ 80 kcal pour une douzaine d'amandes) ;
- ou 1 barre de céréales : en moyenne 80 kcal la barre de 20 g (elles contiennent au moins 40 % de céréales, et sont en général peu grasses). En revanche, évitez les barres chocolatées qui peuvent aller de 100 kcal (la barre de 20 g) à 350 kcal (la barre de 70 g) ;
- accompagner d'un fruit. Compter environ 50 kcal le fruit.

Si toutefois il s'agit de la petite gourmandise qu'il est difficile de refuser (l'assiette de viennoiseries en salle de réunion, les petits chocolats qui traînent dans les bureaux), mieux vaut ne pas avoir faim pour mieux y résister. Un petit conseil, si vous sentez que vous allez craquer, buvez d'abord 2 grands verres d'eau. Vous remplissez déjà la moitié de votre estomac et vous saurez ainsi vous satisfaire d'une seule gourmandise !

Le déjeuner

En France, on tient à notre déjeuner et nous avons bien raison ! De là à penser qu'il nous protège de l'obésité massive qui concerne les Américains, il n'y a qu'un… plat !

Le repas le plus important

On estime qu'il doit idéalement représenter environ 40 % des apports nutritionnels de la journée. Dans le cadre de votre régime à 1 200 kcal, il ne faudrait pas dépasser 500 kcal. Pas toujours facile quand votre activité professionnelle vous incite souvent à manger vite et mal.

Voici la composition idéale de votre déjeuner à 500 kcal : des crudités (avec au maximum 1 c. à soupe de vinaigrette), un plat de résistance sans sauce avec 1 part de viande (maigre), de poisson ou des œufs, des légumes à volonté accompagnés de 100 g de féculents (ou de 2 tranches de pain), 1 laitage allégé non sucré et 1 fruit.

Nous allons pour ce repas envisager toutes les situations possibles, selon que vous êtes au travail, que vous allez au restaurant ou que vous êtes chez vous.

Si vous êtes au travail

Voyons tous les cas de figure qui peuvent se présenter à vous.

- Vous avez à votre disposition un restaurant d'entreprise, c'est parfait. Vous pourrez au moins y faire un repas complet bien rassasiant, limitant les risques de grignotage dans l'après-midi et de dîner trop copieux. Profitez-en pour choisir ce que vous cuisinez peu à la maison. Et buvez de l'eau.
    - En entrée : des crudités (avec moins de 1 c. à soupe de vinaigrette), du melon, de la soupe.
    - En plat de résistance : grillade, poulet, lapin, poisson, divers plats (sans sauce) avec 80 % de légumes et 20 % de féculents (soit l'équivalent de 2 c. à soupe de riz ou de 1 morceau de pain).
    - En dessert : 1 yaourt nature ou 1 fromage blanc sans sucre, 1 fruit ou 1 salade de fruits. Si vous voulez prendre du fromage, alors vous n'en prendrez pas le soir. Si vous craquez pour une crème dessert ou un gâteau, veillez à ne pas grignoter l'après-midi (ou alors seulement un fruit) et à manger léger le soir.

- Si vous n'avez que 20 min pour manger et qu'il y a la queue au restaurant d'entreprise, prenez votre plat de résistance (sans sauce) ou 1 belle assiette de salade composée, 2 tranches de pain (pour bien vous caler) et 2 fruits que vous emporterez pour les manger plus tard.

- Si malheureusement, cette fois encore ce sera **un repas sur le pouce.**

  – **Les sandwichs :** en général, ils vous apportent entre 350 et 500 kcal pièce. Les moins caloriques sont ceux qui sont riches en crudités et qui ne dégoulinent pas de sauce ou de mayonnaise. Le jambon-beurre ou le jambon-fromage restent raisonnables (300 à 350 kcal), mais manquent un peu de crudités. Il faudra prévoir de l'accompagner de 1 ou 2 fruits ou de 1 jus de fruit et de prévoir des légumes (pas de féculents, ni de pain) le soir au dîner.

  – **Les kebabs** contiennent de la viande grillée (mouton, veau, poulet, porc), associée à des légumes (tomates, salade, oignons), quelques frites, avec une sauce blanche, voire du tzatziki, le tout enrobé d'un pain de type pita. Délicieux, mais comptez 400 kcal la portion et demandez-le sans frites ! Prévoyez des fruits dans l'après-midi et un dîner à base de légumes, sans féculents, ni pain.

  – **Le hamburger en fast-food** va de 300 kcal pour le plus simple, jusqu'à 500 kcal la « tour de 3 étages », auxquels s'ajoutent les frites (300 kcal la portion), soit un total de 800 kcal, hors boisson. Si vous ajoutez un grand verre de soda, cela fera 250 kcal de plus. En somme, un total de 1 000 kcal (70 % de votre apport calorique de la journée !). Pour ne pas dépasser votre total de 500 kcal, prenez 1 burger simple, 1 salade (laissez la sauce au fond), 1 petite part de frites et 1 soda light (0 calorie).

Si vous allez au restaurant

- Dans un **restaurant français :**
  – Soit vous y mangez régulièrement pour des raisons professionnelles et dans ce cas, il ne faut pas dépasser 500 kcal : ne prenez pas d'alcool, ni de dessert sucré. Prenez le plat principal, sans sauce, avec grillade ou poisson et légumes (et éventuellement un peu de frites) et 1 salade de fruits frais en dessert.
  – Soit vous y mangez rarement, et dans ce cas, ce peut être votre extra de la semaine, en faisant néanmoins attention : je vous conseille des crudités en entrée ou des fruits de mer (facultatif), de la viande grillée ou du poisson (non frit), des légumes et éventuellement un peu de frites (dans ce cas, pas de pain), 1 salade de fruits ou 1 faisselle avec un peu de coulis ou 2 boules de sorbet (200 kcal de moins qu'un fondant au chocolat et sa crème anglaise). Attention à l'alcool : 1 verre de vin ou d'apéritif = 150 kcal ! Donc je vous conseille de ne pas prendre plus d'un verre de vin et de continuer à l'eau pétillante.

- **Dans un restaurant italien :** si vous avez envie d'une pizza, privilégiez celles qui contiennent du jambon, des œufs et des légumes variés (évitez la pizza aux 4 fromages ou avec lardons, merguez…), 1 salade verte (en laissant la sauce au fond) et 1 salade de fruits. Évitez le tiramisu, très gras sous ses airs de légèreté (près de 300 kcal la portion). Vous pouvez manger des pâtes, mais évitez les lasagnes et les pâtes à la carbonara. Sachez aussi qu'une pizza entière (même avec des légumes) vous apporte près de 700 kcal ! Le mieux est d'en commander une pour deux personnes, et de compléter votre demi-pizza avec de la salade verte et des tomates.

- **Dans un restaurant chinois :** évitez simplement les nems (200 kcal les 2 petits nems et l'équivalent de 1 c. à soupe d'huile !), la sauce aigre-douce (1 morceau de sucre par c. à café de sauce), le gras sous la peau du canard, les boules de coco en dessert). Pour le reste, régalez-vous avec quelques bouchées vapeur ou une soupe, un plat de viande ou de poisson accompagné de légumes nature et éventuellement d'un peu de riz (1/2 bol, de préférence nature). En dessert, privilégiez la mangue ou un sorbet.

- **Dans un restaurant japonais :** la soupe miso et la salade de chou vous hydratent et vous apportent des vitamines (vitamine C pour le chou). Attention ! Dans la salade de chou il y a une bonne c. à café de sucre par portion. Ne pensez pas que les sushis et les makis soient peu caloriques car le riz est cuisiné avec du vinaigre de riz et du sucre : un ensemble de 12 pièces apporte près de 350 kcal. En somme, quand on mange japonais, on mange peu gras (à l'exception des bons oméga 3 du saumon) mais en revanche riche en glucides et en sucre. À noter que vous pouvez accompagner vos sashimis d'un peu de riz nature. Le soir, vous ne mangerez pas de féculents, mais uniquement des légumes en accompagnement de votre plat principal.

- **Dans un restaurant indien :** évitez les fritures ; en revanche, régalez-vous de poulet tandoori, de légumes nature et d'un peu de riz. Quant au succulent cheese naan, il contient l'équivalent de 2 parts de fromage. C'est assez gras ! Préférez le naan tout simple. Goûtez aussi le yaourt à boire avec les épices. C'est maigre et délicieux. De plus, il calme à merveille le feu de la bouche si vous avez mangé un peu trop pimenté.

- **Dans un restaurant oriental :** le fameux couscous est un plat très équilibré. Choisissez le couscous au poulet ou à l'agneau (évitez les morceaux trop gras) avec les légumes et un peu de semoule ; attention aux merguez. Les tajines sont beaucoup plus gras (huile d'olive, gras de l'agneau). Attention au thé à la menthe dont chaque verre contient 5 à 6 morceaux de sucre (c'est encore plus sucré qu'un soda !).

Et puis, vous avez le droit de craquer ! Si vous vous êtes laissé aller sans restriction, ce n'est pas grave ; vous compenserez au repas suivant. Sachez tout de même qu'un bon repas au restaurant avec plat, dessert, et un verre de vin vous apporte environ 1 000 kcal (70 % de votre apport calorique de la journée !). Si vous ne faites pas de collation l'après-midi et que vous prenez au dîner 1 bol de soupe (150 kcal), 1 yaourt nature (50 kcal) et 1 fruit (50 kcal), vous aurez une journée à un peu plus de 1 500 kcal. Vous aurez fait un écart de 300 kcal. Ce n'est pas grave. Mais n'en abusez pas quand même.

Si vous êtes chez vous

Les légumes sont au cœur de vos repas, car ils sont riches en :
- fibres et donc très rassasiants ;
- eau et peu caloriques : en moyenne, moins de 100 kcal la bonne assiette de légumes cuits, ou crus (mais il faut ajouter les calories de la vinaigrette : 90 kcal dans 1 c. à soupe !) ;
- vitamines (carotène, folates, vitamine C) et antioxydants.

Toutefois, tout le monde ne les aime pas forcément ; par ailleurs, soupes, crudités, haricots verts et autres légumes tous les jours, cela finit par lasser. C'est le moment de redoubler d'imagination et de varier vos recettes. Pensez aussi, si vous avez des enfants, qu'en mettant les légumes systématiquement au menu de chaque repas (avec des féculents, bien sûr), vous leur rendez service car vous les habituez à manger un peu de tout ; c'est leur assurance santé !

 ### *Est-ce que je peux me faire un hamburger maison ?*

Oui, c'est possible, car vous pouvez manger l'équivalent de 70 g de pain dans la journée. Au départ, il était prévu que vous en mangiez à 2 repas (40 g au petit-déjeuner et 30 g au déjeuner, à la place des féculents), mais si vous voulez un hamburger, dans ce cas prenez-en 2 fois moins le matin et davantage au déjeuner ; cela vous fait un beau hamburger avec 1 pain au sésame, 1 steak haché, de la salade, quelques tranches de tomate, des cornichons et même un peu de ketchup (moins calorique que la mayonnaise). Terminez avec 1 yaourt nature et 1 fruit de saison. Évidemment, vous ne prendrez ni féculent ni pain à l'autre repas.

Voici quelques idées.

- **Les crudités** : faciles à préparer et variées : tomates, carottes, endives, champignons, concombre, salade verte, pousses d'épinards, maïs, betterave, asperges, chou-fleur cru, poireaux, radis, artichauts. Variez les sauces et donc les goûts :
    - **vinaigrette allégée** (voir « Mes recettes allégées », p. 179) ;
    - **sauce au fromage blanc allégée** avec jus de citron et ciboulette, sel, poivre (et, éventuellement, gingembre en poudre ou cumin) ;
    - utilisez abondamment ail, oignon et herbes aromatiques.

Je vous conseille d'en manger systématiquement à chaque repas, en variant les présentations. Les crudités occupent beaucoup de volume dans l'estomac et donc rassasient rapidement. Toutefois, elles ne rassasient pas durablement et c'est pourquoi il faut prévoir au repas un peu de féculents ou de pain.

- **Les légumes cuits** : ils font moins l'unanimité que les crudités car ils peuvent sembler fades, ou amers. Donc, variez les recettes, qu'il s'agisse de légumes frais, surgelés ou en conserve et prévoyez d'en manger à chaque repas avec les conseils et astuces suivants :
    - Faites une sauce tomate maison, avec très peu d'huile, des oignons, des tomates et des herbes aromatiques. Utilisez cette sauce pour agrémenter vos courgettes, haricots verts, épinards…
    - Vous pouvez utiliser de la crème allégée à 15 % de MG ; 1 c. à soupe ne contient que 3 g de lipides. N'hésitez pas à en mettre sur vos épinards, haricots verts, courgettes, chou-fleur ….
    - Accompagnez-les d'un peu de féculents : riz (2 c. à soupe), pâtes (2 belles fourchettes), pommes de terre (2 de taille moyenne), légumes secs (2 c. à soupe), semoule (2 c. à soupe), ou pain (20 à 30 g).
    - Pensez aussi aux gratins : un peu de gruyère sur votre chou-fleur, et c'est bien meilleur. Dans ce cas, vous ne mangerez pas de fromage le reste de la journée et le remplacerez par un yaourt au dessert.

- **Les soupes** : une excellente idée d'entrée ou de plat principal, surtout en automne et en hiver. Elles sont très rapides à faire avec toutes sortes de légumes ; faites-en plusieurs litres le week-end et congelez-les. Elles seront prêtes pour la semaine.

Bien évidemment, vous ajouterez à vos crudités, légumes et féculents un aliment riche en protéines (très rassasiant également) comme de la viande rouge ou blanche, du poulet, du poisson, du jambon, des œufs. Une part de viande ou de poisson pèse environ 100 g ; pesez-la juste une fois pour avoir une idée de ce que cela représente, mais par la suite n'en faites pas une obsession. Vous n'en êtes pas à 20 g près !

Ensuite, terminez votre repas par 1 yaourt ou 1 fromage blanc nature ou 1 part de fromage (30 g au maximum par jour) et 1 fruit de saison.

Et si j'ai envie de fromage ?

Vous pouvez tout à fait en prendre une part à l'un des deux repas : au dessert, en gratin, dans la salade composée. Je vous recommande d'en prendre quand vous choisissez le pain à la place des féculents en accompagnement des légumes. Sachez qu'en moyenne 1 part de fromage (30 g) vous apporte l'équivalent de 10 g de beurre. S'ils sont tous aussi gras les uns que les autres, les fromages de type gruyère, parmesan, comté vous apportent 10 fois plus de calcium que les chèvres frais. Évitez toute autre source de matières grasses à ce même repas.

Mes exemples de menus pour un déjeuner équilibré à 500 kcal

- 1 assiette de crudités (moins de 1 c. à soupe de vinaigrette), 1 cuisse de poulet et de la ratatouille, 2 tranches de pain complet, 1 part de fromage (environ 30 g), 1 fruit de saison.

- 1 steak, 2 à 3 c. à soupe de flageolets et autant que vous voulez de haricots verts, du fromage blanc nature (de préférence à 0 % de MG), 1 salade de fruits.

- 1 assiette de salade composée avec des légumes variés, du thon (ou 1 tranche de jambon ou 1, voire 2 œufs), 2 tranches de pain, 1 part de fromage (environ 30 g), 1 fruit de saison.

- 1 filet de poisson (cabillaud, saumon, lotte…), 2 à 3 c. à soupe de purée et autant que vous voulez de tomates provençales, 1 yaourt nature, 1 compote sans sucre ajouté.

- 1 omelette (2 œufs), 1 assiette de salade verte et de tomates (vinai-grette allégée), 2 tranches de pain, 1 part de fromage, 1 fruit de saison.

La petite faim de l'après-midi

Il est tout à fait légitime d'avoir faim l'après-midi ; il s'est écoulé quelques heures depuis le déjeuner et la glycémie commence à baisser, déclenchant l'envie de manger. Le tout est de limiter les apports de gras et de sucre.

Mes collations légères

Voici quelques idées de collations qui vous apportent moins de 100 kcal chacune :

- 1 ou 2 fruits de saison ;
- 1 fruit et 1 petit biscuit ;
- 2 petits biscuits de type Petit Beurre (10 g l'unité) ;
- 1 tranche de pain et 1 ou 2 carrés de chocolat ;
- 1 poignée d'amandes (une dizaine) ;
- 1 yaourt et 1 compote sans sucre ajouté ;
- 1 bol de fromage blanc à 0 % de MG et 1 fruit coupé en morceaux ;
- 1 barre de céréales ou 1 barre hyperprotéinée.

Buvez de l'eau régulièrement tout au long de la journée et dans l'après-midi, variez un peu avec du thé, du café, des tisanes, un verre de jus de fruit ou, pourquoi pas, un verre de soda light. Évitez absolument les sodas sucrés, les boissons aux fruits (elles sont sucrées et ne contiennent pas de vitamines), les eaux aromatisées (à moins qu'elles ne contiennent que des arômes, et pas de sucre ; regardez bien les étiquettes).

CHIPS, CHOCOLAT ET AUTRES GOURMANDISES, QU'EN PENSER ?

- **Chips** : elles contiennent 30 % de lipides et donc 1 sachet en apporte 10 g soit l'équivalent de 1 c. à soupe d'huile ! Par conséquent, soit vous pouvez vous contenter de 2 ou 3 pétales de chips, soit vous n'ouvrez pas le sachet.
- **Carrés de chocolat** : 1 plaquette de chocolat apporte 500 kcal (gras et sucre) ; 1 grand carré de chocolat apporte 50 kcal et 1 petit carré 2 fois moins. Donc, pourquoi pas, mais il faut savoir rester raisonnable.
- **Barres chocolatées** : globalement, elles sont grasses et sucrées et donc à éviter. À ne pas confondre avec les barres céréalières ou les barres hyperprotéinées qui sont en moyenne 2 fois moins caloriques et plus riches en protéines
- **Viennoiseries** : le croissant, le pain au chocolat, le pain aux raisins, la brioche sont assez caloriques ; en moyenne chacun apporte 200 à 300 kcal. C'est un peu trop pour une petite collation. À éviter !

Comment lutter contre la faim de l'après-midi

Les personnes qui sont en surpoids ont souvent très envie de manger l'après-midi, et ne résistent pas à l'appel du sucré. Elles se lâchent sur les biscuits, les gâteaux, le chocolat, les bonbons… et cela jusqu'au dîner. Ce sont donc facilement 300 à 400 kcal (5 gros biscuits) qui s'ajoutent aux calories de la journée et qui peuvent, à la longue, conduire à la prise de poids.

Comment y remédier ?

- Mangez bien au déjeuner, cela vous évitera d'avoir faim quelques heures après.
- Lavez-vous les dents après le déjeuner ; vous seriez étonné de constater que cela prolonge l'envie de ne pas manger.
- Si vous êtes à la maison, évitez de tourner en rond et de vous trouver à proximité des placards ; sortez et pensez à autre chose !
- Si vous êtes au bureau, ne laissez pas traîner les biscuits et les petits chocolats ; rangez-les dans les tiroirs.
- Buvez régulièrement tout au long de la journée ; non seulement vous vous hydraterez correctement, mais vous remplirez bien votre estomac, et vous sentirez mieux le rassasiement.
- Si vous avez envie de manger sucré, choisissez des aliments vous apportant moins de 50 kcal : des chewing-gum sans sucre, 1 fruit, 1 yaourt ou du fromage blanc à 0 % de MG avec un édulcorant, 1 ou 2 petits biscuits, 2 carrés de chocolat. Sinon, c'est plus de 200 kcal la portion (une crème dessert sucrée, un gâteau ou une viennoiserie).

Si malgré tous vos efforts, vous avez trop mangé, il vous reste la solution de faire un dîner léger !

J'ai toujours eu faim entre les repas. Comment faire avec ce programme ?

Quand vous aviez faim entre les repas, vous ne deviez probablement pas assez manger au moment des repas. Dans le cadre de ce programme à 1 200 kcal/j, le déjeuner est copieux et il vous apporte environ 500 kcal ; de quoi vous rassasier durablement.

Le dîner

La règle d'or : léger !

Les repas du soir sont souvent trop caloriques. Dans le cadre de votre régime à 1 200 kcal, votre dîner ne devrait pas dépasser 400 kcal ; c'est quasiment 2 fois moins qu'un dîner classique. C'est faisable quand on n'a personne d'autre à nourrir, mais cela devient beaucoup plus compliqué quand il y a des adolescents à table ! Il faudra nécessairement vous faire à l'idée que vous ne pouvez pas manger autant qu'eux, parce que vos besoins sont beaucoup plus faibles ; ils ont besoin de 3 000 kcal par jour, soit 2 fois plus que vous !

Je vous conseille donc de prévoir un dîner à plusieurs composantes afin que chacun puisse y piocher ce qui lui plaît.

Est-ce que je peux manger surtout des féculents le soir, plutôt que des légumes ?

Oui, c'est possible à condition de ne pas en manger à midi et de ne pas prendre de pain, en dehors du petit-déjeuner. Dans ce cas, vous pouvez par exemple prendre 1/2 part de pizza (équivalant à 1/2 baguette de pain, tomates, jambon, œufs), 1 salade verte, 1 yaourt nature et 1 fruit frais. Vous pouvez aussi prendre 1 assiette de pâtes avec un peu de viande, 1 yaourt nature et 1 fruit frais.

Mes exemples de menus

Un dîner à 400 kcal se compose de la façon suivante : 1 part de viande maigre ou de poisson ou 2 œufs (150 kcal) avec des légumes (environ 100 kcal l'assiette généreuse), 1 yaourt nature (70 kcal) et 1 fruit (environ 50 kcal).

Dès lors que vous ajoutez 1 verre de vin (150 à 200 kcal), de la sauce (100 kcal de plus), 1 part de gâteau (200 à 300 kcal), vous voyez que l'addition grimpe très vite. Je ne veux surtout pas vous transmettre l'obsession des calories, mais vous devez avoir des repères et identifier ce qui vous apporte trop de calories !

Voici donc toute une série de dîners à 400 kcal adaptés aux diverses circonstances :

- **En famille**, avec des enfants et adolescents :
    - Crudités (les enfants et les adolescents les aiment en général). Pas trop de vinaigrette pour vous (environ 1 c. à café).
    - Plat principal avec viande, poisson ou des œufs avec des légumes et, pour vous, très peu de féculents (1 c. à soupe de riz, par exemple, ou 1 petite tranche de pain). Évidemment, évitez les fritures et les plats en sauce. Les frites sont possibles à condition qu'elles soient cuites au four (8 % de MG soit 2 fois moins qu'en friteuse) ou encore mieux, « vapeur » (à 3 % de MG). Dans votre assiette, elles resteront toutefois toujours minoritaires par rapport aux légumes ! Si vous voulez manger des féculents le soir, n'en mangez pas à midi. C'est l'un ou l'autre !
    - Évitez le fromage le soir. Préférez le yaourt nature ou le fromage blanc.
    - Au dessert, apportez la coupe de fruits à table !

J'ai très faim à table et il n'est pas rare que je me resserve.
En fait, j'ai l'impression que je mange trop vite.

Il est probable qu'en mangeant trop vite, vous ne laissiez pas le temps à votre corps d'activer les signaux de rassasiement. Ralentissez votre rythme, en parlant à table par exemple. Vous constaterez qu'il suffit de quelques minutes de latence pour que vous ne ressentiez plus le désir de vous resservir.

- **Pour vous à la maison**, pour un dîner rapide, facile et vite prêt :
  - 2 tranches de jambon, de la salade verte et des tomates cerises (1 petite c. à soupe de vinaigrette), 1 yaourt nature (pointe de miel ou de confiture si vous y tenez), 1 fruit de saison.
  - 2 œufs sur le plat, 1 à 2 c. à soupe de purée, autant que vous voulez de haricots verts (ou autres légumes), du fromage blanc à 0 % de MG, 1 compote sans sucre ajouté.
  - 1 assiette de salade composée (tomates, carottes, concombre, maïs), 1 c. à café de vinaigrette, et 2 belles sardines (en conserve), 1 yaourt édulcoré aux fruits, 1 fruit de saison.
  - 1 steak haché grillé, autant de ratatouille que vous voulez (maison ou surgelée), de la faisselle à 0 % de MG et 1 fruit de saison.
  - Et en récompense, vous pouvez très bien savourer 1 ou 2 carrés de chocolat noir après le dîner.

- **Avec des amis** au restaurant, pour passer une bonne soirée autour d'un verre et d'une plancha…
  - Avant de partir, buvez de l'eau abondamment pour ne pas avoir soif en arrivant au restaurant. Vous serez ainsi davantage sur le registre de la dégustation et aurez plus de facilités à être raisonnable sur le vin ou les boissons sucrées. Mangez aussi 1 fruit, par exemple ; riche en fibres, il commencera un peu à vous caler.
  - En apéritif et sachant que toute boisson alcoolisée vous apporte entre 150 et 200 kcal (pour un dîner qui ne devrait pas dépasser 400 kcal !), essayez de ne pas prendre plus d'un verre de vin ou équivalent. Vous pouvez boire du jus de tomate, ou un Perrier citron.
  - Les chips contiennent 30 % de MG et les cacahuètes 60 % de MG ; donc contentez-vous d'une poignée très légère.
  - Les assiettes de charcuterie à partager : c'est très sympathique, mais assez gras. Vous pouvez manger les tranches de jambon cru (11 % de MG) mais en revanche évitez le saucisson et le pâté (35 à 40 % de MG).
  - Les assiettes de fromages : ils sont tous aussi gras les uns que les autres (30 à 35 % de MG) ! La seule chose que vous pouvez faire : au repas suivant, pas de gras du tout !

- Malgré tout, il est difficile de se restreindre quand on va au restaurant car le plaisir de manger ensemble est plus fort que tout. Donc, si vous le faites une fois par semaine, ce n'est pas bien grave ; pas d'extras de sucre et de gras le jour même ni le lendemain pour éviter les mauvaises surprises sur la balance.

Pour résumer

Vous voyez que l'on peut très bien maigrir en mangeant à sa faim et un peu de tout. Je vous ai proposé dans le cadre de votre régime à 1 200 kcal :

- Un petit-déjeuner comprenant 1 laitage, 1 fruit et du pain ou des céréales… avec café ou thé, ou 1 petit verre de jus de fruit.
- Un déjeuner copieux avec crudités, plat sans sauce avec 80 % de légumes et 20 % de féculents ou 100 % légumes avec un peu de pain, 1 laitage (ou du fromage) et 1 fruit.
- Un petit goûter l'après-midi pour calmer la faim, avec 1 fruit (et 1 yaourt quand on est à la maison).
- Un dîner léger, avec 1 plat sans sauce et surtout des légumes, 1 laitage et 1 fruit. Chocolat autorisé (1 à 2 carrés).
- La possibilité d'un restaurant 1 à 2 fois par semaine en faisant attention à l'apéritif, aux sauces, et aux desserts.

Votre suivi de programme Objectif 1

À quelle vitesse vous allez maigrir

Cela dépend de vous, de vos métabolismes, de votre histoire pondérale.

Si c'est votre premier régime et que vous avez l'habitude de beaucoup manger, vous maigrirez vite (3 à 4 kg par mois), car votre corps n'est pas habitué à la restriction calorique.

En revanche, si vous avez déjà suivi beaucoup de régimes et que vous avez le sentiment de manger déjà relativement peu, la perte de poids sera plus lente et progressive (1 à 2 kg par mois). Dans tous les cas, vous accélèrerez le processus d'amaigrissement en augmentant votre niveau d'activité physique.

Combien de temps va durer votre programme

Ce sera à vous de le décider en fonction de vos goûts et de vos résultats.

Sachez qu'il est toujours plus facile de maigrir au début d'un régime ; donc profitez-en pour tenir le plus longtemps à 1 200 kcal par jour. Mais arrivera nécessairement un moment où vous finirez par vous en lasser ; vous rêverez d'ajouter un peu de confiture à votre pain, de manger un peu plus de féculents et de terminer de temps à autre par un dessert sucré. À ce moment-là, vous saurez qu'il vous faut passer au palier suivant à 1 500 kcal par jour. Surtout il ne faudra pas lâcher prise pour tout abandonner.

Efforcez-vous néanmoins de le faire après avoir perdu au moins 30 % de votre excès de poids ; par exemple, si vous pesez 75 kg au lieu de 60, il serait bien que, grâce au régime à 1 200 kcal par jour, vous ayez perdu au moins 5 kg.

N'AYEZ PLUS PEUR DE LA BALANCE

Apprivoisez votre balance et pesez-vous au moins 3 fois par semaine : le matin, à jeun, après avoir été aux toilettes et sans vêtements bien sûr. Notez les chiffres et tenez à jour votre courbe de poids. Vous avez des applications sur smartphone qui le font très bien, avec des balances connectées. Si votre poids a augmenté de 500 g d'un jour à l'autre, pas de panique ; il est possible que ce ne soit pas de la graisse ; pour peu que vous ayez mangé plus tard ou que vous ayez bu davantage d'eau, vous pèserez un peu plus lourd. Dans ce cas, le surlendemain, votre poids sera revenu à son niveau précédent. Si vous prenez du poids, ce sera sur la base des données de deux à trois jours. Mais vous n'en prendrez pas !

 ## Quelle balance choisir ?

Évitez les balances à aiguille car elles sont trop imprécises. Choisissez une balance numérique, éventuellement connectable à votre smartphone. Ainsi, vous suivrez votre courbe de poids, en y entrant régulièrement votre poids du matin à jeun (le soir, on pèse en moyenne 1 kg de plus que le matin).

Vous pouvez aussi vous offrir une balance à impédancemétrie (les moins chères coûtent 300 euros) ; la méthode consiste, grâce à un analyseur intégré, à interpréter en pourcentage la masse musculaire et la masse grasse que contient votre corps. Cela vous donne une idée de l'évolution de votre composition corporelle au fil de votre amaigrissement. Attention, ces données peuvent être perturbées pendant les périodes de menstruations (phénomènes fréquents de rétention d'eau). Vos repères ? La masse grasse représente en moyenne 25 % du poids du corps d'une femme et 20 % du poids du corps d'un homme.

En synthèse, votre répartition alimentaire pour le programme à 1 200 kcal

DANS LE CADRE DE VOTRE PROGRAMME À 1 200 KCAL/JOUR	VOS ALIMENTS …
Au petit-déjeuner	Café ou thé sans sucre – 1 laitage allégé sans sucre – 1 fruit (ou 1 verre de jus) – 40 g de pain (avec 5 g de beurre ou 30 g de céréales)
Au déjeuner	Entrée de crudités (1 c. à soupe de vinaigrette) – 1 part de viande (ou de poisson ou d'œufs) avec légumes et 100 g de féculents (ou 50 g de pain) – 1 laitage nature – 1 fruit
En collation	1 fruit ou 2 petits biscuits
Au dîner	1 part de viande (ou de poisson ou d'œufs) avec uniquement des légumes – 1 laitage nature – 1 fruit. Éventuellement 1 à 2 carrés de chocolat
Boire environ 1,5 litre d'eau (plate ou gazeuse) tout au long de la journée.	

Objectif 2 : 1 500 kcal par jour

Vous avez commencé à maigrir avec le régime à 1 200 kcal. Vous avez à présent envie de passer au palier supérieur (1 500 kcal par jour), pour continuer de perdre du poids tout en mangeant un peu plus.

Vous pourrez ajouter 300 kcal comme bon vous semble :
- en ajoutant à chaque repas quelques calories en mangeant un peu plus de pain, de produits sucrés ou de féculents ;
- en conservant vos habitudes du 1 200 kcal, mais en vous offrant tous les jours un petit extra de 300 kcal.

Vous augmentez légèrement tous vos repas en calories

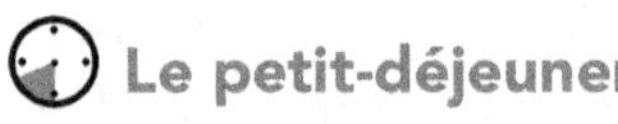 Le petit-déjeuner

Au petit-déjeuner (400 kcal) vous pouvez manger un peu plus de pain beurré ou de céréales…

Je vous propose : café ou thé (sans sucre ou édulcoré), 1 petit bol de lait 1/2 écrémé ou 1 yaourt nature ou 1 bol de fromage blanc à 0 % de MG (sans sucre ou édulcoré), 1 beau fruit ou 1 verre de jus de fruit, 70 g de pain légèrement beurré (10 g de beurre) et une pointe de confiture ou 5 biscottes ou 40 g de céréales de petit-déjeuner (avec le lait ou le fromage blanc). Vous voyez qu'il est copieux et suffisamment varié pour satisfaire votre faim !

Le déjeuner

Au déjeuner (600 kcal), vous pouvez manger un peu plus de féculents ou de pain…

Votre plat de résistance comprend toujours de la viande (maigre) ou du poisson (ou 2 œufs) généreusement accompagnés de légumes mais vous pouvez manger encore plus de féculents (150 g). Si vous n'en voulez pas, mangez 2 belles tranches de pain. Terminez avec 1 laitage allégé et 1 fruit. L'entrée de crudités est possible à condition de n'y mettre que 1 c. à soupe de vinaigrette au maximum. Buvez de l'eau.

La collation

Une petite douceur sucrée l'après-midi ? Cela fait tellement de bien mais ne dépassez pas pour autant les 150 kcal. Pourquoi pas 1 ou 2 beaux fruits, ou 3 petits biscuits (de type Petit Beurre), ou 1 poignée d'amandes. Buvez de l'eau.

Le dîner

Au dîner (pas plus de 400 à 450 kcal), vous pouvez également manger un peu plus de féculents avec vos légumes. Vous aurez toujours votre plat principal (viande, poisson ou œufs) accompagné également de beaucoup de légumes (cuits ou en salade composée mais avec 1 c. à café de vinaigrette et si possible allégée), mais cette fois-ci, vous pouvez y ajouter systématiquement un peu de féculents (50 g) ou 1 tranche de pain. Terminez par 1 laitage allégé et 1 fruit. Buvez de l'eau.

Quelques repères quantitatifs

Les féculents et le pain

Vous pouvez manger chaque jour 200 g de féculents (poids cuit) et 70 g de pain. Libre à vous de les répartir comme bon vous semble, sachant que vous pouvez aussi remplacer les féculents par le pain : 100 g de féculents = 50 g de pain.

Quelques exemples de répartition

- 70 g de pain le matin, 150 g de féculents au déjeuner, 50 g de féculents le soir au dîner.
- 70 g de pain le matin, 100 g de féculents au déjeuner, 100 g de féculents au dîner.
- 70 g de pain le matin, 70 g de pain au déjeuner, 100 g de féculents au dîner.

Quelques repères d'équivalences

- 70 g de pain = 1/3 de baguette = 3 belles tranches de pain.
- 40 g de céréales = 1/2 bol moyen.
- 100 g de féculents = 2 à 3 c. à soupe de riz, de semoule, de légumes secs ou de purée, 2 à 3 fourchettes de pâtes, 1 belle pomme de terre.

Le sucre et les produits sucrés

Vous pouvez en manger encore un peu plus : l'équivalent de 4 morceaux de sucre par jour (20 g) soit 2 extras parmi ceux-ci :
- 1 c. à soupe de confiture ou de miel ;
- 2 morceaux de sucre dans le thé ou le café de la journée ;
- 2 carrés de chocolat ;
- 1 yaourt aromatisé (autant les sucrer soi-même en mettant peu de sucre) ;
- 1 pot de compote industrielle ;
- 2 petits biscuits de 10 g (type Petit Beurre) ou 1 biscuit de 20 g (attention, ils apportent également des lipides ; surtout quand ils sont chocolatés) ;
- 1 boule de glace (le dessert idéal au restaurant, 200 kcal de moins que 1 part de gâteau au chocolat) ;
- 1 petit bol de lait bien chocolaté ;
- 1 petit entremet au chocolat (genre crème caramel ou au chocolat ; évitez la mousse au chocolat) ;
- 1/2 pain au chocolat (attention, il vous apporte aussi du gras) ;
- 2 à 3 bonbons.

Comment appliquer ce régime quand on est végétarien ?

Il suffit de remplacer la viande par des œufs ou du poisson. Vous pouvez manger 2 œufs par jour si vous le souhaitez ; cela ne fera pas monter votre taux de cholestérol. Si vous avez trop de mauvais cholestérol, vous ne mangerez que 2 à 3 œufs par semaine. Pour préserver votre apport de protéines, vous doublerez votre consommation de fromage blanc à 0 % de MG et vous privilégierez les légumes secs comme féculents. En effet, ils apportent des protéines dont la composition est proche de celle de la viande. Sur ce plan-là, ils sont plus intéressants que le riz, les pâtes et les pommes de terre. Donc à chaque repas, régalez-vous de petites quantités (2 à 3 c. à soupe) de lentilles, flageolets, haricots blancs ou rouges… Vous pouvez également remplacer le steak de viande par du steak de soja.

Vous ajoutez tous les jours un extra

Ce peut être aussi un très bon choix, si après tout vous n'avez pas très envie ni de pain, ni de féculents à chaque repas, mais qu'en revanche vous avez envie de craquer de temps à autre pour une bonne assiette de frites ou un pain au chocolat. Voici quelques idées d'extras « craquants » à 200-300 kcal.

Vous avez envie d'un dessert sucré

Ce peut être de la crème au chocolat, de la mousse au chocolat, de la crème brûlée, une part de gâteau… le problème, c'est la quantité ! Quand vous allez au restaurant, on vous sert des parts en général très copieuses : assez souvent, elles représentent 500 kcal au lieu de 300. Donc, soit vous êtes chez vous et vous en mangez raisonnablement (un pot de 100 g), soit vous craquez (au restaurant ou ailleurs) pour une quantité plus importante et dans ce cas, pas de panique, ne mangez rien de sucré ni de gras pendant le reste de la journée.

Vous avez envie de manger des frites

Une assiette de frites apporte environ 300 kcal, donc pourquoi pas. Mais si vous les adorez et aimez en manger régulièrement, voici un petit conseil : préférez les frites au four (2 fois moins grasses) ou à la vapeur (5 fois moins grasses). Sachez quand même qu'une assiette de frites vous apporte l'équivalent de 3 c. à soupe d'huile et donc faites attention au gras, par ailleurs !

Vous avez envie d'un verre de vin et d'un morceau de fromage

Pourquoi pas, cela vous fait 300 kcal en plus. C'est souvent le petit plaisir du soir, surtout quand on aime le bon vin et le bon fromage. Mais quand même, faites attention. L'alcool est non seulement à consommer avec modération pour les raisons que vous savez, mais il est aussi très calorique ; en moyenne 1 verre de boisson alcoolisée = 150 kcal. Donc, oui au verre de vin avec le fromage, mais non à l'apéro et aux verres qui se multiplient à table !

Vous avez envie d'un pain au chocolat

Personne ne vous reproche d'être gourmand ; on résiste difficilement à l'odeur du pain au chocolat qui sort du four. Il vous apporte 300 kcal (comme toutes les autres viennoiseries, d'ailleurs) ; donc pourquoi pas mais dans ce cas, ne changez rien d'autre à votre régime de 1 500 kcal par jour. Ce sera votre extra du jour !

Vous avez envie d'une bonne blanquette de veau, d'un bœuf bourguignon, d'une choucroute

C'est normal ! En France, nous avons tellement de recettes savoureuses ! Là aussi, tout est affaire de quantité ; une assiette copieuse de ces plats délicieux vous apporte en moyenne 500 à 600 kcal ; c'est le double de ce qu'il faudrait. Donc, vous avez deux solutions : soit vous en mangez 1 à 2 fois par semaine, pas plus et vous continuez à faire attention par ailleurs ; soit vous les cuisinez légers en calories ! Je vous assure qu'il est possible de diviser par deux la note calorique de ces recettes (voir « Mes recettes allégées », p. 179).

Votre suivi de programme Objectif 2

Continuez de vous peser tous les deux jours (le matin à jeun, après être allé aux toilettes, et dans le plus simple appareil) et veillez à la régularité de votre activité physique. Plus vous maigrissez, plus vous avez envie de bouger et plus vous bougez, plus vous avez envie de faire attention sur le plan alimentaire, pour ne pas gâcher vos efforts (qui peu à peu deviennent plaisir, voire nécessité). C'est un cercle vertueux.

Félicitez-vous quand vous continuez de maigrir, et sinon, réagissez très vite dès que vous voyez que vous ne perdez plus de poids ; vous faites sans doute trop de petits extras. Dans ce cas, remettez tout à plat en écrivant sur une feuille ce que vous mangez sur une journée et relevez ce qui ne va pas, soit parce que c'est sucré, soit parce que c'est gras. Corrigez vite le tir. La pire des choses : faire la politique de l'autruche et ne pas oser se peser. La balance doit devenir votre alliée et non pas votre censeur.

En synthèse, votre répartition alimentaire pour le programme à 1 500 kcal

DANS LE CADRE DE VOTRE PROGRAMME À 1 500 KCAL/JOUR	VOS ALIMENTS …
🕐 **Au petit-déjeuner**	Café ou thé sans sucre – 1 laitage allégé sans sucre – 1 fruit (ou 1 petit verre de jus de fruit) – 70 g de pain (avec 10 g de beurre) ou 40 g de céréales de petit-déjeuner
🕐 **Au déjeuner**	Entrée de crudités (1 c. à soupe de vinaigrette) – 1 part de viande (ou de poisson ou d'œufs) avec des légumes et 100 g de féculents (ou 50 g de pain) – 1 laitage nature – 1 fruit
🕐 **En collation**	1 fruit ou 2 petits biscuits
🕐 **Au dîner**	1 part de viande (ou de poisson ou d'œufs) avec des légumes et 100 g de féculents – 1 laitage nature – 1 fruit. Éventuellement 1 à 2 carrés de chocolat
Boire environ 1,5 litre d'eau (plate ou gazeuse) tout au long de la journée.	

Objectif 3 : 1 800 kcal par jour

Quand vous aurez atteint votre poids désiré, il vous faudra le stabiliser pour ne pas reprendre les kilos perdus. Vous aurez alors une alimentation saine, variée et équilibrée, pour un total de 1 800 kcal par jour. Cette étape est très importante, car la reprise de poids est quasi systématique avec tous les régimes. Mais pas avec les miens !

Le bonheur de manger à l'aise, sans frustrations… en ayant bien maigri et sans la crainte de reprendre du poids !

Votre journée type

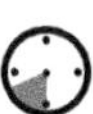 Le petit-déjeuner

Il ne change guère, car il est déjà bien copieux (400 à 500 kcal) : café ou thé (sans sucre, ou édulcoré), 1 bol de lait 1/2 écrémé ou 1 yaourt nature ou 1 bol de fromage blanc à 0 % ou à 20 % de MG (sans sucre ou avec 1 c. à café de sucre), 1 fruit ou 1 verre de jus de fruit, 70 g de pain (+ 10 g de beurre) et une pointe de confiture ou 5 biscottes ou 40 g de céréales de petit-déjeuner (à mélanger au lait ou au fromage blanc).

 Le déjeuner

Prévoyez-le bien complet (700 kcal) et savoureux : 1 entrée de crudités (peu de vinaigrette), 1 plat de résistance avec votre part de viande (de préférence maigre) ou de poisson (ou 2 œufs) accompagnée de légumes et de féculents (faites moitié/moitié), 1 tranche de pain, 1 laitage ou 1 fromage et 1 fruit. Buvez de l'eau.

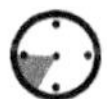 La collation

Un petit creux dans l'après-midi ? Vous pouvez prendre 1 ou 2 beaux fruits (ou 1 verre de jus de fruit) et 2 ou 3 petits biscuits (de type Petit Beurre), ou 1 poignée d'amandes, ou 2 ou 3 carrés de chocolat. Buvez de l'eau.

Le dîner

Mangez plus léger qu'au déjeuner (c'est le secret de la perte de poids !) mais faites-vous plaisir : 1 plat principal de viande, de poisson ou d'œufs accompagné de légumes et de féculents (faites moitié/moitié), 1 laitage (ou 1 fromage si vous n'en avez pas mangé à midi) et 1 fruit. Buvez de l'eau.

Quelques repères quantitatifs

Les féculents et le pain

Vous pouvez manger chaque jour 300 g de féculents (poids cuit) et 100 g de pain). Libre à vous de les répartir comme bon vous semble, sachant que vous pouvez aussi remplacer les féculents par le pain : 100 g de féculents = 50 g de pain.

Quelques exemples de répartition

- 70 g de pain le matin, 150 g de féculents et 1 tranche de pain (15 à 20 g) au déjeuner, 150 g de féculents le soir et 1 tranche de pain au dîner.
- 70 g de pain le matin, 200 g de féculents et 1 tranche de pain au déjeuner, 100 g de féculents et 1 tranche de pain au dîner.
- 70 g de pain le matin, 300 g de féculents (sans légumes) au déjeuner, 2 tranches de pain et pas de féculents au dîner (que des légumes).

Quelques équivalences

- 70 g de pain = 1/3 de baguette = 3 belles tranches de pain.
- 40 g de céréales = 1/2 bol moyen.
- 100 g de féculents = 2 à 3 c. à soupe de riz, de semoule, de légumes secs ou de purée, 2 à 3 fourchettes de pâtes, 1 belle pomme de terre.

Le sucre et les produits sucrés

Vous pouvez en manger encore un peu plus ! Cette fois-ci, vous pouvez manger l'équivalent de 6 morceaux de sucre par jour (30 g). Attention, ce n'est pas une obligation, c'est un maximum. Vous pouvez ainsi choisir 2 à 3 extras, chacun apportant l'équivalent de 2 morceaux de sucre :

- 1 c. à soupe de confiture ou de miel ;
- 2 morceaux de sucre dans le thé ou le café de la journée ;
- 2 carrés de chocolat ;
- 1 yaourt aromatisé ou aux fruits (autant le sucrer soi-même) ;
- 1 pot de compote (faites-la vous-même, c'est bien meilleur) ;
- 2 petits biscuits de 10 g (type Petit Beurre) ou 1 biscuit de 20 g (attention, ils apportent également des lipides ; surtout quand ils sont chocolatés) ;
- 1 belle boule de glace ;
- 1 bol de lait bien chocolaté ;
- 1 entremet au chocolat ;
- 1/2 pain au chocolat ;
- 2 à 3 bonbons.

Autorisez-vous quelques extras

Vous pouvez continuer des mois et des années ce « régime » à 1 800 kcal, car vous ne manquez de rien et pouvez vous autoriser des extras sans problème. Ce n'est même plus un régime – vous êtes très proche d'une alimentation simplement saine et équilibrée.

Au petit-déjeuner

Une envie de croissant (ou d'une autre viennoiserie) ? Pas de problème ; il vous apporte environ 300 kcal et remplace vos 70 g de pain + beurre ; ajoutez 1 yaourt nature et 1 fruit, en plus d'un café et d'un thé sans sucre et vous aurez un petit-déjeuner parfait.

Au déjeuner

Une envie de plat en sauce (600 kcal) au restaurant d'entreprise ? Pas de problème mais, dans ce cas, ne prenez pas de pain, ni de fromage ni de dessert sucré. Terminez votre repas par 1 yaourt nature (50 kcal) et 1 fruit ou 1 salade de fruits (50 kcal).

Une grosse envie de mousse au chocolat ? Pas de problème ; si elle remplace le laitage et le fruit, pensez bien à les manger l'après-midi. Question calories, la mousse au chocolat coûte cher : du genre 300 kcal pièce ! Évitez dans ce cas de prendre un plat en sauce ; choisissez plutôt une grillade ou un filet de poisson (avec jus de citron, c'est meilleur) et un accompagnement mi-légumes, mi-féculents.

Dans l'après-midi

Et si vous craquiez pour ces délicieux biscuits au chocolat que vos collègues vous proposent ou que vous savez cachés dans le placard de la cuisine ? Pas de problème ! Si vous en mangez 3 ou 4, cela représente à peu près votre quota de sucre de la journée. Dans ce cas, ne prenez quasiment pas de sucre le matin au petit-déjeuner : pas dans le café ou le thé, pas de confiture ni de miel, pas de pain au chocolat, des céréales nature plutôt que sucrées. Vos biscuits ne seront donc pas des extras qui s'ajoutent mais des apports de sucre compris dans votre apport journalier.

Le soir

Et si vous preniez un apéritif avant de dîner ? Cela se comprend ! L'apéritif, c'est le moment de détente qui signe la fin d'une journée fatigante. Le plus souvent, c'est le petit kir, une bière, un whisky, un verre de vin accompagné de quelques cacahuètes, d'un morceau de pain et de fromage ou de quelques tranches de saucisson. Un grand plaisir, certes, mais au bas mot, un apport de près de 300 kcal qui n'étaient pas prévues au programme ! Il faudra donc de l'astuce !

- Concernant l'alcool, la dose standard vous apporte environ 150 kcal. Ce n'est pas très grave pour votre poids (et votre foie), si vous ne forcez pas sur la dose. Sinon, pensez aussi au jus de tomate (riche en lycopène, un excellent antioxydant), au Perrier® citron, voire au soda light totalement édulcoré. Et évidemment, buvez ensuite de l'eau à table.

- Concernant les cacahuètes, chips et compagnie, sachez que c'est très gras. Un petit sachet de chips contient l'équivalent de 1 c. à soupe d'huile – une grosse poignée de cacahuètes également. Autant manger des amandes, car elles sont bien meilleures sur le plan nutritionnel. Mangez également des tomates cerises.

- Si vous mangez du pain et du fromage, ne mangez pas de pain au repas et au dessert, vous mangerez un yaourt nature et un fruit si vous avez encore faim.

- Si vous craquez pour le saucisson ou les rillettes, ne faites pas de plat en sauce et remplacez le fromage par un yaourt nature ou du fromage blanc, en plus d'un fruit.

Votre suivi de programme Objectif 3

Vous voyez que vous pouvez vous faire plaisir, sans vous priver ! Il suffit de compenser intelligemment.

Votre poids tant désiré doit rester stable à 1 ou 2 kg près. Continuez de vous peser régulièrement et réagissez vite dès les premiers kilos. Refaites votre programme à 1 200 kcal pendant une semaine, puis passez à 1 500 kcal la semaine suivante avant de revenir au programme à 1 800 kcal. En deux semaines, vous devriez avoir reperdu vos 2 kg excédentaires.

Continuez absolument votre activité physique ; plus vous serez actif, moins facilement vous reprendrez du poids.

En synthèse, votre répartition alimentaire pour le programme à 1 800 kcal

DANS LE CADRE DE VOTRE PROGRAMME À 1 800 KCAL/JOUR	VOS ALIMENTS ...
Au petit-déjeuner	Café ou thé sans sucre – 1 laitage allégé sans sucre – 1 fruit (ou 1 petit verre de jus de fruit) – 70 g de pain (+ 10 g de beurre) ou 40 g de céréales de petit-déjeuner
Au déjeuner	1 entrée de crudités (1 c. à soupe de vinaigrette) – 1 part de viande (ou de poisson ou d'œufs) avec des légumes et 150 g de féculents – 1 tranche de pain – 1 laitage nature ou peu sucré – 1 fruit
En collation	1 fruit ou 2 ou 3 petits biscuits, ou 1 à 2 carrés de chocolat
Au dîner	1 part de viande (ou de poisson ou d'œufs) avec des légumes et 150 g de féculents – 1 tranche de pain – 1 laitage nature ou peu sucré – 1 fruit. Éventuellement 1 à 2 carrés de chocolat

Boire environ 1,5 litre d'eau (plate ou gazeuse) tout au long de la journée.

Objectifs 1, 2, 3 : synthèse

Pour une vison globale et immédiate des différentes étapes de votre régime

TOUS LES ALIMENTS QUI VONT VOUS RÉGALER...	1 200 KCAL/JOUR Pour la joie de perdre vos premiers kilos	1 500 KCAL/JOUR Pour le bonheur de continuer d'en perdre	1 800 KCAL/J Pour vous stabiliser et ne pas reprendre les kilos perdus	2 000 KCAL/J Pour entretenir votre forme pendant des années
Viandes[1], poissons[1], œufs	1 part (environ 100 g) au déjeuner et au dîner	1 part (environ 100 g) au déjeuner et au dîner	1 part au déjeuner et au dîner	1 part au déjeuner et au dîner
Produits laitiers[2]	Allégés 3 par jour	Allégés 3 par jour	Allégés 3 par jour	3 par jour
Légumes	À volonté	À volonté	À volonté	À volonté
Fruits	2 à 3 par jour	2 à 3 par jour	2 à 3 par jour	2 à 3 par jour
Féculents[3]	100 g (poids cuit) au déjeuner ou au dîner	200 g (poids cuit) en une fois ou répartis au déjeuner et au dîner	300 g (poids cuit) répartis au déjeuner et au dîner	300 g (poids cuit) répartis au déjeuner et au dîner
Pain[4]	40 g, surtout au petit-déjeuner	70 g, surtout au petit-déjeuner	100 g au petit-déjeuner mais aussi aux repas principaux	150 g au petit-déjeuner mais aussi aux repas principaux
Sucre et produits sucrés	Équivalent de 2 morceaux de sucre par jour	Équivalent de 4 morceaux de sucre par jour	Équivalent de 4 à 6 morceaux de sucre par jour	Équivalent de 6 à 8 morceaux de sucre par jour
Matières grasses	5 g de beurre 10 g d'huile (1 c. à soupe)	10 g de beurre 10 g d'huile (1 c. à soupe)	20 g de beurre 20 g d'huile (2 c. à soupe)	20 g de beurre 20 g d'huile (2 c. à soupe)
Boissons[5]	Eau	Eau	Eau	Eau

1 : Facultatifs dans l'alimentation végétarienne ; à remplacer par les œufs.
2 : En cas d'intolérance au lactose, le lait peut être remplacé par du lait sans lactose ; autres laitages et fromages sont autorisés.
3 : En cas d'intolérance au gluten : les pâtes, les viennoiseries, biscuits et gâteaux et tous les produits utilisant de la farine de blé, d'orge et de seigle seront remplacés par des pâtes sans gluten, du riz, des pommes de terre, des légumes secs, des produits à base de farine de sarrasin, de maïs et de riz, du tapioca, de la maïzena.
4 : En cas d'intolérance au gluten, le pain et analogues seront choisis sans gluten.
5 : L'eau est votre boisson principale, mais bien évidemment vous pouvez boire du thé, du café, un verre de jus de fruit (à la place de 2 fruits), et de temps à autre un soda light. Pas de boisson alcoolisée (150 kcal par verre !) ou alors occasionnellement – le samedi soir par exemple.

Vous voyez que toutes les familles d'aliments sont présentes. Je ne supprime ni le pain, ni les féculents, ni le sucre et les produits sucrés, ni les matières grasses ; il s'agit juste d'en maîtriser les quantités qui changent et augmentent au fur et à mesure que vous montez en calories. Au début, pesez le pain et les féculents pour avoir une idée de ce que cela représente en volume – et ensuite ne pesez plus ! Concernant le sucre et les produits sucrés, vous allez apprendre à connaître la quantité de sucre présente dans des biscuits et gâteaux pour vous en autoriser la consommation maîtrisée…

Mes menus sur une semaine

Certaines personnes préfèrent des menus détaillés et s'y tenir strictement pour ne pas dépasser les quantités de calories conseillées. D'autres ont seulement besoin de repères pour ensuite les adapter à leurs goûts. J'ai conçu les semainiers qui suivent pour les uns et pour les autres : à la fois pour servir de repère et donner des idées, mais aussi pour fournir des menus éventuellement à appliquer chaque jour.

Mon programme à 1 200 kcal/jour

	PETIT-DÉJEUNER	DÉJEUNER	DINER
LUNDI	Lait 1/2 écrémé ou écrémé légèrement chocolaté 40 g de pain peu beurré Fruit de saison	Carottes râpées citronnées Râble de lapin braisé aux champignons et 100 g de purée Yaourt aux fruits édulcoré Compote de pommes sans sucres ajoutés	Potage de légumes variés Poulet ratatouille Yaourt nature Fruit de saison
MARDI	30 g de céréales nature au lait 1/2 écrémé ou écrémé Un yaourt nature (si peu de lait) Compote sans sucre ou jus d'orange	Concombre sauce yaourt 0 % de MG Escalope de veau grillée Épinards en branches à la crème allégée (15 % MG) et 100 g de riz cuit Yaourt nature Fruit de saison	Potage de cresson Saumon et haricots verts Petits-suisses nature 20 % MG Mousse à l'orange
MERCREDI	Café ou thé 40 g de pain + 1 peu de confiture Yaourt 0 % MG Jus d'orange	Salade de tomates vinaigrette allégée Steak haché à 5 % MG Brocolis et 100 g de pâtes cuites Fromage de chèvre Fruit de saison	Salade verte Cabillaud poêlé Tomates à la provençale Fromage blanc 0 % MG et morceaux de fruits frais
JEUDI	Café ou thé 40 g de pain Une part de fromage (30 g) Fruit de saison	Betteraves râpées vinaigrette allégée Poulet rôti Fenouil braisé à la tomate et 100 g de semoule fine Yaourt aux fruits 0 % MG édulcoré Pomme au four	Potage de poireaux aux herbes Salade composée : thon, tomate, riz, salade verte, vinaigrette allégée Fromage blanc et coulis de framboises
VENDREDI	Café ou thé Fromage blanc nature 0 % MG 40 g de pain légèrement beurré Fruit de saison	1/2 pamplemousse Gigot d'agneau Haricots verts et 100 g de flageolets (2 c. à soupe) Fromage blanc 0 % MG Fruit de saison	Soupe au potiron Filet de merlan en papillote Courgettes vapeur au curry Yaourt aux fruits 0 % MG édulcoré Fruit de saison
SAMEDI	Chocolat chaud 40 g de pain légèrement beurré Orange pressée	Salade de chou rouge et blanc Filet de truite poêlé 100 g de pommes de terre vapeur et céleri branche au citron Yaourt nature Fruit de saison	Salade de mâche Blanc de dinde Brocolis avec une pointe de crème fraîche allégée Fromage blanc 0 % MG Salade d'oranges
DIMANCHE	Yaourt nature Une tranche de brioche Jus de fruits	Jus de tomate au Tabasco Noix de Saint-Jacques Blancs de poireaux béchamel allégée Fromage blanc 0 % de MG Pomme au four	Carottes râpées Roti de bœuf Riz basmati sauce tomate maison Yaourt nature Salade de fruits frais

Mon programme à 1 500 kcal/jour

	PETIT-DÉJEUNER	DÉJEUNER	DINER
LUNDI	Lait 1/2 écrémé ou écrémé chocolaté 70 g de pain légèrement beurré Fruit de saison	Tomates en salade Poulet grillé Courgettes et 150 g de tagliatelles fraîches Yaourt nature Compote de poires sans sucres ajoutés	Potage de légumes variés Filet de dinde Ratatouille 1 part de fromage 1 tranche de pain Fruit de saison
MARDI	40 g de céréales nature au lait 1/2 écrémé ou écrémé Poignée d'amandes Jus d'orange	Escalope de veau grillée Macédoine de légumes Yaourt nature Fruit de saison 1 tranche de pain	Potage au potiron Saumon 1 belle pomme de terre vapeur et haricots verts Fromage blanc 20 % MG et coulis de framboises Fruit de saison
MERCREDI	Café ou thé 70 g de pain + 1 peu de confiture Yaourt nature Salade de fruits	Carottes râpées et jus de citron Steak haché 5 % MG Chou-fleur persillé et 2 c. à soupe de purée Yaourt nature Fruit de saison	Salade verte Cabillaud poêlé Brocolis vapeur et 2 à 3 c. à soupe de riz sauce tomate maison Fromage blanc 0 % MG et morceaux de fruits frais
JEUDI	Café ou thé 70 g de pain Fromage allégé Fruit de saison	Assiette de crudités variées Roti de veau Fenouil braisé à la tomate Yaourt aux fruits Pomme au four 2 tranches de pain	Potage de poireaux aux herbes Salade composée : 2 œufs durs, tomates, riz, salade verte, vinaigrette allégée Fromage blanc et coulis de framboises Salade de fruits frais
VENDREDI	Café ou thé Fromage blanc nature 0 % 70 g de pain légèrement beurré Fruit de saison	Salade verte Gigot d'agneau Haricots verts et 2 c. à soupe de flageolets Fromage 1 tranche de pain Fruit de saison	Salade de tomates et basilic Filet de merlan en papillote Courgettes vapeur au curry et 2 à 3 c. à soupe de riz Yaourt aux fruits (édulcoré) Fruit de saison
SAMEDI	Chocolat chaud 70 g de pain légèrement beurré Orange pressée	Salade de lentilles Blanc de dinde et carottes cuites façon vichyssoise Yaourt nature Fruit de saison	Salade de mâche Omelette au jambon Brocolis avec une pointe de crème fraîche allégée 1 part de fromage 2 tranches de pain Salade d'oranges
DIMANCHE	Yaourt nature 1 tranche de brioche Jus de fruits	Assiette de fruits de mer Dorade et ratatouille 1 part de fromage 2 tranches de pain Pomme au four	Carottes râpées Roti de bœuf et 2 à 3 c. à s. de riz basmati sauce tomate maison Yaourt nature Salade de fruits frais

Mon programme à 1 800 kcal/jour

	PETIT DEJEUNER	DEJEUNER	DINER
LUNDI	Lait 1/2 écrémé ou écrémé chocolaté Pain légèrement beurré Fruit de saison	Carottes râpées citronnées Escalope de veau Tomates provençales et tagliatelles fraîches Yaourt aux fruits Compote de pommes sans sucres ajoutés Pain	Potage de légumes variés Poulet ratatouille et purée Yaourt nature Fruit de saison Pain
MARDI	Céréales nature au lait 1/2 écrémé ou écrémé Compote sans sucre Jus d'orange	Concombre sauce yaourt Côte de porc grillée Épinards en branches à la crème allégée Yaourt nature Fruit de saison Pain	Potage de cresson Saumon et pommes de terre vapeur Petits-suisses nature 20 % MG Mousse à l'orange Pain
MERCREDI	Café ou thé Pain + 1 peu de confiture Yaourt 0 % MG Jus d'orange	Salade de tomates vinaigrette allégée Steak haché 5 % MG Jardinière de légumes Fromage Fruit de saison Pain	Salade verte Cabillaud poêlé Pomme de terre vapeur Fromage blanc et morceaux de fruits frais Pain
JEUDI	Café ou thé Pain Fromage Fruit de saison	Salade de chou blanc et rouge Poulet rôti Carottes cuites façon vichyssoise Yaourt nature Pomme au four Pain	Potage de poireaux aux herbes Salade composée : thon, tomate, riz, salade verte, vinaigrette allégée Fromage blanc et coulis de framboises Fruit Pain
VENDREDI	Café ou thé Fromage blanc nature Pain légèrement beurré Fruit de saison	Salade de roquette et copeaux de parmesan Gigot d'agneau Haricots verts et flageolets Fromage blanc Fruit de saison Pain	Potage de potiron Filet de merlan en papillote Courgettes vapeur et filet d'huile d'olive Yaourt aux fruits Fruit de saison Pain
SAMEDI	Chocolat chaud Pain légèrement beurré Orange pressée	Salade verte Pizza quatre saisons Yaourt nature Fruit de saison Pain	Salade de mâche et de betteraves Blanc de dinde Brocolis avec une pointe de crème Fromage blanc Salade d'oranges Pain
DIMANCHE	Yaourt nature Brioche Jus de fruits	Salade verte Paella Yaourt nature Pomme au four Pain	Assiette de fruits de mer Roti de bœuf et riz basmati sauce tomate maison Yaourt nature Salade de fruits Pain

Adaptez votre hygiène de vie

Activité physique : bougez, bougez !

Vous allez me dire : plus facile à dire qu'à faire ! Par ailleurs, si vous étiez vraiment à fond dans le sport, vous n'en seriez pas là ! Pourtant, force est de reconnaître qu'il est beaucoup plus difficile de maigrir seulement en suivant un régime alimentaire, qu'en lui associant un minimum d'activités physiques. Je ne vous impose pas de fréquenter les salles de sport, je vous propose d'utiliser votre quotidien pour brûler davantage de calories.

Après tout vous avez au moins 40 kg de muscles dans votre corps, alors faites-les fonctionner ! Brûler 300 kcal par jour ? C'est faisable ! Pourquoi 300 kcal ? Parce que c'est un bon compromis entre le trop peu (moins de 200 kcal) et le trop (pour brûler 500 kcal par jour, il faut être sportif).

Sachez que vous avez besoin d'environ 1 800 à 2 000 kcal par jour (pour une femme), voire 2 500 kcal (pour un homme). Quand vous faites un régime à 1 200 ou 1 500 kcal vous provoquez en moyenne un déficit de 500 à 600 kcal ; si en plus vous brûlez 300 kcal par jour, votre déficit calorique monte à près de 1 000 kcal par jour ; pour cela, votre corps va puiser dans sa réserve de graisse à raison de 100 g par jour et donc de 3 kg par mois !

BRÛLEZ DES CALORIES EN DORMANT

Quand vous dormez, vous brûlez peu de calories, mais vous en brûlez quand même : environ 50 à 60 kcal par heure. C'est l'énergie qu'il faut à votre corps pour assurer les battements de votre cœur, votre respiration, le fonctionnement de vos organes (et entre autres de l'intestin qui digère votre dîner) et votre agitation (car vous bougez la nuit, surtout pendant les périodes de sommeil paradoxal riche en rêves). Mais vous pouvez bien évidemment augmenter cette dépense calorique, par exemple en ouvrant les fenêtres pour abaisser la température de la chambre.

Le sport en salle

Faites le bon choix

On s'inscrit en début de saison, plein de bonnes intentions, et puis, très vite, les contraintes prennent le dessus et les bonnes résolutions s'envolent. Classique ! Au début tout va bien, puis vient la première annulation, puis la deuxième et ensuite c'est la débandade ! Voilà un forfait annuel qui vous aura coûté cher, pour rien ! Un bon conseil : choisissez une salle de sport soit très proche de votre bureau (pour y aller le matin, au déjeuner ou le soir après le travail), soit très proche de chez vous et commencez prudemment par vous engager sur un ou deux mois, plutôt que de payer l'année entière. Faites un essai gratuit, pour voir si l'ambiance et les machines vous plaisent.

Ensuite, réfléchissez bien aux moments de disponibilité que vous prendrez pour en faire au moins 2 ou 3 fois par semaine. C'est la fréquence idéale pour entretenir les effets positifs sur les muscles (eh oui, ils oublient tout en trois jours !).

Variez vos efforts

En salle, variez les efforts afin de faire travailler tous vos muscles : pensez à vos abdominaux, aux biceps, aux triceps, aux quadriceps, aux trijumeaux, aux trapèzes, aux dorsaux, aux paravertébraux et à encore bien d'autres qui attendent leur heure pour se développer et harmoniser votre silhouette.

Vous ferez du cardio-training pour brûler des calories : vélo, elliptique, aérobic, step, tapis roulant. En moyenne vous brûlez 300 kcal en quarante-cinq minutes. C'est excellent pour faire fondre la graisse mais aussi pour muscler votre cœur et bien irriguer tous vos organes. Mais attention, allez-y progressivement. Pas question, dans votre enthousiasme, de passer du rien au tout et de vous lancer dans une séance endiablée de stretching ou d'aérobic qui vous laissera à bout de souffle. Non, allez-y doucement et augmentez peu à peu, de séance en séance, la durée et l'intensité.

Buvez de l'eau avant, pendant et après votre séance, pour éliminer les toxines et éviter l'accumulation d'acide lactique dans vos muscles, source de crampes et courbatures.

Attention aux coachs sportifs ; certains sont des fous furieux qui appliquent la même cadence sportive à tout le monde. Choisissez plutôt celui ou celle qui est à votre écoute et qui tient compte de vos problèmes de santé.

Vous ferez aussi de la musculation ; l'objectif est moins de brûler des calories que de développer votre masse musculaire qui, elle, va brûler toute seule des calories sans que vous leviez le petit doigt. Plus vous aurez de muscles, plus vous augmenterez vos dépenses caloriques internes. Par exemple, une personne qui a 5 kg de muscles en plus dépense 10 % de calories en plus, en métabolisme de base. De plus, c'est plus joli que de la graisse molle.

AVIS MÉDICAL NÉCESSAIRE AVANT LA REPRISE (OU LE DÉMARRAGE) DU SPORT

Si vous avez un surpoids important (plus de 10 à 15 kg), que vous êtes sédentaire depuis longtemps, que vous avez une pathologie associée de type cardiovasculaire ou autre ou que vous avez plus de 50 ans, il est absolument nécessaire de faire un bilan général et cardiaque en particulier, au préalable. Autant éviter de faire un malaise en salle de sport !

Suivez vos progrès

Vous allez voir peu à peu vos kilos fondre, votre ventre s'aplanir et vos cuisses diminuer de volume. Mais vous souffrirez aussi de moins en moins d'essoufflement ; vous monterez vos étages sans vous arrêter toutes les trois marches pour reprendre votre souffle. Vous dormirez beaucoup mieux car le sport oxygène mieux le cerveau. Par ailleurs, en perdant du poids, vous décongestionnerez l'arrière-fond de votre gorge et vous ne ronflerez plus (ou moins) ; si vous avez des apnées du sommeil, vous en ferez moins, voire plus du tout. Le sport va aussi faire baisser votre tension, votre excès de cholestérol et corriger votre début de diabète… En somme, que des avantages !

Quand on fait du sport régulièrement, on peut être déçu de voir qu'il ne se passe rien sur la balance et être tenté d'arrêter. Erreur ! En fait, vous perdez du gras et vous gagnez du muscle. Si vous aviez une balance à impédancemétrie, vous le sauriez. Mais faites-vous confiance tout simplement. Vous sentez bien que votre corps change et qu'il devient plus ferme et plus tonique.

N'hésitez pas aussi à utiliser le bon vieux centimètre de couturière – à placer autour de votre taille (en vous appuyant sur vos crêtes iliaques) et autour de vos cuisses (à 20 cm au-dessus du genou). Vous verrez nécessairement des changements. Il faut 4 cm de tour de taille en moins pour descendre d'une taille en vêtement. Allez, courage !

Si la salle de sport vous attire, n'ayez pas peur du regard des autres (ils sont comme vous, ils en tous besoin pour des raisons personnelles), ne vous découragez pas (chacun va à son rythme) et surtout, inscrivez-vous dans la régularité car une fois par semaine, ce n'est pas suffisant.

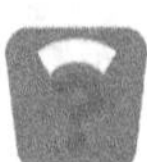 **Quand je fais plus de sport, cela me donne faim et j'ai du mal à suivre le régime dans ces conditions**

C'est tout à fait physiologique, car vos muscles réclament le sucre qu'ils ont brûlé pendant l'effort. Donc, ne résistez pas à votre faim mais ne mangez pas pour autant un pain au chocolat. Refaites le plein de glucides avec du pain complet et un peu de confiture ou 1 à 2 fruits ou une belle poignée d'amandes. Un petit conseil : si vous faites une collation très abondante avec pain, yaourts et fruits... supprimez le dessert au repas suivant. Ainsi, vous aurez satisfait votre faim dans l'immédiat sans pour autant augmenter les calories de la journée.

Le sport « en extérieur »

Personne ne vous oblige à faire du sport pour maigrir. Vous maigrirez tout autant en ayant une activité physique régulière comme la marche. Mon propos n'est donc pas de vous obliger à en faire absolument, mais plutôt de vous inciter à réfléchir à un sport que vous aimeriez éventuellement pratiquer avec plaisir. Car la solution est dans le plaisir ! Je vais donc vous présenter un petit panorama des différents sports (et de la marche) et de ce qu'ils peuvent vous apporter, si le cœur vous en dit.

> ### QUI VA *PIANO*, VA *SANO*
>
> Commencez par la marche en semaine et éventuellement la natation et le vélo le week-end. Marchez toniquement et faites votre natation ou votre vélo sans pour autant qu'ils vous coupent le souffle. Vous devez pouvoir continuer de parler pendant votre effort. Quand vous aurez perdu 5 à 10 kg et peut-être même plus, vous pourrez alors envisager de passer à la vitesse supérieure pour augmenter la cadence et l'intensité de votre activité physique.

La natation

Bien que la natation soit un sport magnifique, beaucoup de gens vont à la piscine à reculons car il faut affronter le regard des autres sur un corps que l'on n'aime pas soi-même ! On peut toutefois s'en faire une raison, en s'emmitouflant dans la serviette et en se mettant vite à l'eau.

La natation a de grandes qualités : le corps est en apesanteur et donc les articulations travaillent sans être agressées. Elle permet de brûler beaucoup de calories : environ 400 kcal/h à condition de nager activement la brasse (coulée ou pas), la nage indienne, le crawl ou même façon petit chien... Peu importe, vous avancez et vous faites travailler vos muscles ! Pourquoi tant de calories ? Parce que vous luttez contre la résistance de l'eau et parce que vous nagez dans une eau à 10 °C de moins que la température de votre corps. Ne vous jetez pas pour autant dans une eau à 15 °C, vous risqueriez l'hypothermie !

Idéalement, allez-y 2 ou 3 fois par semaine pour en voir les bienfaits sur votre corps. C'est pourquoi, il vous faut une piscine près de chez vous car sinon les transports, les cheveux mouillés et le froid de l'hiver auront vite raison de votre belle motivation !

L'AQUAGYM : UNE TRÈS BONNE IDÉE !

Vous augmentez de 20 % les dépenses caloriques de pédalage et autres mouvements de gymnastique rien que par la résistance de l'eau. Donc, faites-en le plus souvent possible. Vous pourriez ainsi alterner entre les séances d'aquagym et vos longueurs de bassin, pour un total de 3 fois par semaine.

Le vélo

Faire du vélo dehors, c'est très bien. Si vous faites du 20 km/h, vous brûlez 600 kcal/h, si vous faites du vélo tranquille, de randonnée, en terrain plat et avec le vent dans le dos, vous brûlez un petit 200 kcal/h (mais vous respirez du bon air !).

Donc, pourquoi pas, surtout durant les beaux jours. Encore faut-il trouver le temps en semaine ; ce qui est rarement le cas. Il vous reste donc le week-end ; pourquoi pas, mais c'est trop peu pour perdre du poids. Ainsi, à moins de faire 20 fois le tour de l'hippodrome de Longchamp à 7 h tous les matins ou à 19 h tous les soirs, reconnaissons qu'il n'est pas facile de compter sur le vélo pour brûler des calories régulièrement pendant la semaine.

Reste le vélo d'appartement, célèbre pour ses transformations habituelles en porte-manteau. Pédaler sur son vélo en regardant sa série télévisée favorite vous fait tout de même dépenser 300 à 350 kcal/h ! Intéressant, surtout si vous ne voyez pas le temps passer. Ce d'autant que l'on fait maintenant des vélos connectés avec des parcours simulés sur écran de circuits de campagne, montagne… Faites-le-vous offrir à Noël et organisez-vous pour en faire tous les jours ou presque, en commençant à votre rythme (mais appuyez quand même sur la pédale).

La course, non ! La marche rapide, oui !

Tout le monde court ! Quel engouement pour la course à pied ! Certes, vous brûlez 300 à 400 kcal/h, mais quelles souffrances pour votre corps ! Vous avez déjà mal au dos et aux genoux avec votre surpoids et vous aggravez la situation en courant ! Non, décidément, ce n'est pas un sport à conseiller pour perdre du poids, en tout cas pas au début. Si vous aimez courir, ce pourra être votre récompense quand vous aurez perdu vos kilos excédentaires car vos articulations souffriront moins, mais pas avant.

En revanche, marchez d'un pas rapide, bien cadencé et avec de bonnes chaussures de sport (bien s'équiper est important pour ménager ses articulations). Marchez pendant une heure tous les jours. En faisant une moyenne de 5 à 6 km/h, vous dépensez 350 kcal/h. Cela ne vous coûte pas grand-chose, et c'est très bon pour réfléchir et penser… à vous quand vous serez mince !

LES 10 000 PAS PAR JOUR, CELA REPRÉSENTE QUOI AU JUSTE ?

Vous avez sûrement entendu dire qu'il était bon pour la santé de marcher au moins 30 min par jour ou de faire 10 000 pas par jour (foi de podomètre) ; en moyenne, il y a 2 pas dans 1 m, donc 10 000 pas représentent une distance de 5 km. Si vous les faites tranquillement dans la journée, vous brûlez peu de calories (ils sont surtout utiles pour votre santé cardiovasculaire) ; si vous les faites en 1 heure, vous brûlez 350 kcal (dans ce cas, ils vous aident à maigrir !). Donc, marchez tonique !

Les autres sports

Voici un petit classement des différents sports, du plus tranquille au plus intense !

LES DIFFÉRENTS SPORTS	NOMBRE DE CALORIES CHÈREMENT DÉPENSÉES PAR HEURE D'EFFORT !
La pétanque, le bowling	200 à 250 kcal
Le tir à l'arc	200 à 250 kcal
Le freesbee, le cerf-volant	200 à 250 kcal
Le golf (en tirant ses clubs)	200 à 250 kcal (mais on en fait 4 h !)
Le taï chi	200 à 250 kcal
La marche tonique, le vélo tonique	300 à 350 kcal
La danse	400 kcal
Le ski alpin	400 kcal (effet du froid associé)
La natation	400 kcal
Le jogging, le tennis en simple	400 à 450 kcal
Le patinage (actif)	450 à 500 kcal
Le ski de fond	600 kcal
Le foot, le rugby, la boxe, les arts martiaux	600 kcal
Le cyclisme professionnel	800 à 1 000 kcal (4 fois plus pour les coureurs du Tour de France, chaque jour)

Cela fait rêver quand on voit le niveau de dépense calorique par heure, mais que d'efforts ! Ce d'autant que lorsque l'on est en surpoids, tout effort coûte particulièrement cher en calories car il faut déplacer un poids plus lourd ! Mais les articulations et le cœur souffrent si l'effort est trop important. C'est pourquoi, soyez dans la progression et à l'écoute de votre corps. Vous saurez quand il protestera et vous apprendrez ainsi à connaître vos limites ; ne les outrepassez pas pour maigrir plus vite.

PLUS ON EST LOURD, PLUS ON BRÛLE DES CALORIES QUAND ON BOUGE

Eh oui ! C'est le paradoxe des gens en surpoids. Plus le corps est lourd, plus il est difficile à déplacer et plus il coûte en énergie pour faire le moindre effort. (D'ailleurs, les personnes obèses ont une masse musculaire plus importante que les non-obèses... mais malheureusement pour elles, elle est cachée par la graisse.) Par exemple, une personne pesant 60 kg brûle 300 kcal en 1 heure de marche active, alors qu'une personne pesant 85 kg va dépenser 450 kcal pour parcourir la même distance à la même intensité. Il y a donc de l'espoir : l'activité physique est plus calorivore pour les gens bien enrobés !

Le jardinage

On a toujours tendance à penser que c'est une activité de retraité bien tranquille ! Eh bien, détrompez-vous ; le jardinage peut être un moyen de brûler beaucoup de calories. Les activités les plus calorivores sont les suivantes (environ 400 kcal/heure) : tondre la pelouse (pas sur un tracteur), bêcher et piocher, ranger du bois, sarcler la terre. Et si vous passez le râteau pour ramasser les feuilles, faites-le avec énergie au point d'en avoir des sueurs.

Les activités au quotidien

Vous ne pouvez pas vous imaginer combien il est facile de dépenser 300 kcal de plus dans la journée, rien qu'en faisant des petites choses toutes simples !

- Si vous avez une maison à plusieurs niveaux, ou que vous habitez en étage, montez les escaliers avec énergie et le plus souvent possible. Grâce à cela, vous musclez vos jambes et activez bien votre pompe cardiaque ; vous dépensez 10 kcal/min (6 à 7 fois plus qu'en restant assis). Monter un étage prend environ 10 secondes : pour dépenser 300 kcal, il faudrait répéter cette opération pendant 30 min par jour, soit les monter et les descendre 90 fois dans la journée, ce qui fait 9 fois par heure ! C'est beaucoup, mais vous aurez des cuisses en béton !

- Pour vos courses, évitez de vous faire livrer. Je sais que c'est bien pratique, surtout quand on n'a pas le temps, mais gardez cette possibilité quand vous ne pouvez pas faire autrement. Passer 1 heure en grande surface, à marcher et à piétiner, vous fait dépenser 200 à 250 kcal. Ce n'est pas rien.

- Le ménage est très calorivore ! Passer l'aspirateur, faire les carreaux, nettoyer le carrelage… Voilà facilement 250 kcal dépensées par heure. Pensez à ne pas vous casser le dos en deux pour vous pencher, mais à bien plier les jambes, pour éviter le lumbago !

- Dansez chez vous ! Mettez vos morceaux de musique préférés et éclatez-vous ! Vous terminerez en sueur et avec une joie et un bonheur fantastiques. Une bonne douche ensuite, et un repas léger en calories et plein de vitamines vous combleront. C'est simple, facile et efficace !

- Évitez de rester longtemps assis devant la télé. Les études épidémiologiques ont clairement démontré qu'au-delà de 5 h/jour devant la télévision, les personnes ont 5 fois plus de risques de prendre du poids comparativement à celles qui passent moins de deux heures devant le petit écran. La télé fait grossir ! En effet, elle fait dépenser moins de 60 kcal par heure, elle fait manger davantage car elle « hypnotise » et pousse à manger de façon automatique. De plus, elle occupe du temps que l'on pourrait utiliser pour bouger (cela est bien évidemment valable aussi pour les enfants et adolescents, qui sont devenus dramatiquement sédentaires et en surpoids).

EXERCICES CANAPÉ !

Vous pouvez faire des exercices en ne bougeant pas de chez vous, sur votre canapé !

Les moins de 100 kcal de l'heure

- Dos bien calé dans le fond du canapé, tendez vos jambes et levez-les en vous appuyant avec vos bras sur les coussins ; faites des mouvements de bas en haut jusqu'à ce que vous sentiez que vos cuisses « tirent ».

- Dos bien calé, contractez votre périnée et rentrez le ventre ; faites cela plusieurs fois pendant deux à trois minutes ; à répéter régulièrement. Peu de dépense calorique, mais très bon pour les abdominaux et pour lutter contre l'affaissement du plancher pelvien fréquent en cas de surpoids important chez la femme ayant eu de nombreuses grossesses (d'ou les problèmes fréquents d'incontinence urinaire et de constipation).

- Faites des mouvements circulaires avec vos bras, comme des roues de vélo.

- Achetez des élastiques de gymnastique et faites des exercices de musculation en les entourant autour de vos jambes et de vos bras…

…/…

Les plus de 200 kcal de l'heure

- Debout derrière le canapé et en vous tenant au dossier, faites des flexions de jambes (on dit des « squat ») ; faites-en 20 et soufflez – recommencez au bout d'une minute de repos, si vous le pouvez. Sinon, retournez dans la canapé. Avantage : vous pouvez continuer de regarder la télévision tout en « squattant ».
- Allongez-vous sur le canapé et faites des mouvements de ciseaux avec vos jambes.

Le sport au bureau

Je ne parle pas de la salle de sport dont les salariés de certaines entreprises peuvent bénéficier, mais bien d'activités au bureau ! Beaucoup de salariés travaillent quasiment huit heures par jour sans pratiquement se lever ! Pas étonnant qu'un salarié sur deux prenne du poids !

Eh bien, puisque vous êtes au bureau pendant huit heures, profitez-en pour brûler des calories. Comment ?

- Tout simplement en vous levant toutes les heures pour aller marcher pendant 5 min : faites quelques allées et venues dans les couloirs pour aller voir un collègue (à l'autre bout de l'entreprise), vous servir un verre d'eau (à la fontaine à eau située 3 étages au-dessus). Bougez, marchez, montez et descendez les escaliers. En faisant cela 5 min toutes les heures, vous faites 40 min d'activité physique chaque jour et vous brûlez vos 200 à 300 kcal ! Malheureusement ce sera difficile pour certaines professions comme les caissières de supermarché, les chauffeurs de taxi…

- Quand vous êtes assis, dégourdissez-vous les jambes : serrez-les, étendez-les, faites tourner vos chevilles ; ce sera très bon pour votre circulation sanguine. Contractez également très fort vos abdominaux et serrez votre périnée.

- Au moment de la pause repas, profitez-en, si vous le pouvez, pour aller marcher dans le quartier (hauts talons s'abstenir).

- Organisez un collectif de collègues concernés par le même problème de poids pour aller faire un petit tour ensemble à la pause déjeuner, histoire de brûler quelques calories. Faites des concours de podomètres…

En conclusion, intégrez vraiment l'activité physique dans votre quotidien ! C'est non seulement nécessaire pour maigrir et obtenir un déficit calorique de 1 000 kcal par jour (300 à 400 kcal dépensées à ajouter aux 500 et 600 kcal économisées grâce au « régime ») mais c'est aussi excellent pour le cœur, le souffle, les articulations, le moral et la motivation.

Vous remarquerez d'ailleurs que plus vous vous investissez dans l'activité physique, plus vous avez plaisir à soigner votre alimentation.

Soignez votre sommeil

Ce qu'il faut savoir

Eh oui ! Manquer de sommeil peut faire grossir. Mais pour en comprendre la raison, il faut d'abord que vous en sachiez un peu plus sur les secrets de votre sommeil.

Quand vous vous endormez, en principe vous êtes parti pour sept à huit heures de sommeil. Votre sommeil connaît alors une succession de 5 à 6 cycles de 1 h 30 chacun. Chaque cycle est composé lui-même d'une phase de sommeil lent (vous sentez que vous plongez dans le sommeil), puis de sommeil profond (le corps est inerte et vous dormez profondément), puis de sommeil paradoxal (dans les vingt dernières minutes du cycle – votre corps est agité et vous rêvez). Passé ce cycle, vous êtes en phase de sommeil très léger (un rien peut vous réveiller) et vous attaquez de nouveau le cycle suivant, avec sommeil lent, profond pour paradoxal… et ainsi de suite.

Mais tous les cycles ne se ressemblent pas : en début de nuit, les cycles sont riches en sommeil lent et profond – vous récupérez de votre fatigue physique –, en fin de nuit (entre 3 et 7 h du matin), vos cycles sont surtout riches en sommeil paradoxal ; vous rêvez beaucoup et vous récupérez vos capacités de mémoire et de concentration.

POURQUOI SE SOUVIENT-ON DE SES RÊVES LE MATIN ?

Parce que si vous vous réveillez (ou plutôt si l'on vous réveille) en plein sommeil paradoxal, vous êtes en pleine période de rêve. Voilà pourquoi vous vous en souvenez très bien, de façon fugitive.

Si vous vous couchez très tard (après minuit), vous aurez du mal à récupérer de votre fatigue physique car vous aurez supprimé votre début de sommeil (de 22 à 24 h) qui, en temps normal, est récupérateur de votre fatigue physique. En revanche, si vous vous levez très tôt le matin (avant 6 h), vous ressentirez vite des troubles de la mémoire, de la capacité de concentration et de la vigilance et résisterez moins bien au stress et à la pression, car vous aurez supprimé la phase terminale de votre sommeil, riche en sommeil paradoxal.

À chacun son sommeil

Le manque de sommeil se fait sentir de plus en plus, de génération en génération…

Un nourrisson a besoin de 11 h de sommeil par jour, un jeune enfant de 9 à 10 h, un adolescent de 8 à 9 h, et un adulte, de 7 à 8 h. On constate un déficit de plus en plus fréquent de 2 à 3 h de sommeil chez les adolescents et les adultes, en raison du travail et de l'usage excessif de l'ordinateur et des smartphones. Les conséquences : fatigue chronique et baisse des capacités de travail et d'apprentissage. Mais curieusement, ce manque de sommeil cohabite aussi avec l'augmentation de l'obésité et des maladies cardiovasculaires. Pourquoi ? Parce que ne pas dormir assez augmente le risque de prise de poids !

LE MANQUE DE SOMMEIL FAIT GROSSIR !

En effet, le manque de sommeil est perçu par le corps comme un stress auquel il répond par une augmentation de sécrétion de cortisol. Cette hormone stimule la fabrication de tissu adipeux, particulièrement au niveau du ventre et du tronc. Par ailleurs, elle augmente l'envie de manger des féculents et des produits sucrés. Vous l'avez sûrement remarqué après une nuit un peu trop courte. Donc, puisque vous êtes en quête de perte de poids, autant mettre toutes les chances de votre côté en dormant suffisamment, soit en faisant de longues nuits, soit en complétant vos nuits par une sieste (les vertus de la sieste sont infinies !).

Certains supportent mieux que d'autres de se coucher tard ou de se lever tôt. Il y a le plus souvent des raisons génétiques à cela. Dès lors que ces tendances ont toujours existé et que la personne le supporte bien (pas de fatigue au lever le matin), il n'y a pas de raison de changer. Sachez que l'environnement peut aussi agir sur le sommeil, comme les hormones sexuelles et la croissance chez les adolescents : avez-vous remarqué qu'ils n'arrivent pas à se coucher tôt et qu'ils sont très vaillants jusqu'à minuit voire 1 h du matin, alors que vous piquez du nez vers 23 h ? Puis peu à peu, quand ils deviennent adultes, ils retrouvent des cycles du sommeil plus adaptés à la vie sociale, estudiantine puis professionnelle. En attendant, laissez-les récupérer le week-end et acceptez qu'ils se lèvent à 13 h.

L'âge altère la qualité du sommeil ; en effet il est fréquent de constater chez les personnes âgées un endormissement plus difficile et des microréveils durant la nuit.

> **À ÉVITER LE SOIR**
>
> L'endormissement est beaucoup plus difficile en cas de consommation de café après 17 h (sauf pour les grands habitués qui métabolisent très vite la caféine), de stimulation visuelle par écran d'ordinateur (au-delà de 20 h), de pratique sportive le soir, de repas trop abondants.
>
> Une idée reçue : manger des oranges le soir empêche de dormir. Faux, car il faudrait 10 fois plus de vitamine C pour en ressentir le caractère un peu excitant.

Pour un sommeil de qualité

Voici quelques conseils pour un sommeil de qualité.

- Profitez bien de la lumière ambiante dans la journée car en maintenant votre mélatonine (l'hormone du sommeil) au plus bas durant toute la journée, elle sera d'autant plus sécrétée dès le début de la nuit. Ainsi, vous vous endormirez plus facilement. En somme, plus vous profitez de la lumière du jour, mieux vous vous endormez le soir.

- Ne luttez pas contre les signaux de fatigue ; si vous commencez à bâiller, ce n'est pas le moment d'allumer la télévision ; allez vite vous coucher. Votre train de sommeil vous attend ; si vous ratez votre cycle, il faudra attendre le prochain passage, 1 h 30 après.

- Mettez toutes les chances de votre côté et, le soir, ne prenez pas d'excitants comme du thé noir ou du café. Il faut 5 à 6 h pour que le taux de caféine dans le sang baisse de moitié ! Pensez plutôt à la tisane apaisante (camomille, verveine).

- Veillez à ce qu'il fasse moins de 20 °C dans votre chambre. Quand la température corporelle monte, cela empêche de dormir.

- Privilégiez le silence et la totale obscurité ; pour que la mélatonine soit très efficace, il faut quasiment une nuit noire dans votre pièce (tirez bien les rideaux ou fermez les volets) ; sinon, vous pourriez avoir du mal à vous endormir et vous seriez également réveillé plus tôt par la lumière de l'aube.

En cas de conditions particulières

Le sevrage tabagique

Plus de la moitié des fumeurs déclarent avoir envie d'arrêter de fumer, mais certains hésitent à le faire par peur de prendre quelques kilos. Peut-être est-ce votre cas ?

Je vais vous expliquer tout ce qu'il faut savoir sur les raisons de cette prise de poids (qui n'est pas inévitable) et sur les précautions à prendre pour l'éviter. Sachez par ailleurs que tout le monde ne prend pas du poids en arrêtant de fumer !

On constate une grande variabilité entre les personnes : 10 à 15 % d'entre elles prennent plus de 10 kg ; 55 à 60 % prennent entre 3 et 5 kg et 30 % d'entre elles n'en prennent pas, voire en perdent ! Dans tous les cas, la première année est la période la plus à risque.

On a identifié les profils de ceux et celles qui sont le plus à risque de prendre du poids au moment du sevrage : ce sont de préférence des femmes jeunes, qui fumaient beaucoup (plus de 15 cigarettes par jour), plutôt sédentaires et ayant déjà suivi des régimes. Les femmes sont d'ailleurs globalement plus exposées à la prise de poids que les hommes.

Il vaut mieux que je continue à fumer, car grossir, ce n'est pas bon non plus pour la santé.

Non. Encore une fois, grossir à l'arrêt du tabac n'est pas systématique et la peur des kilos en plus ne doit en aucun cas vous dissuader d'arrêter de fumer… C'est la première année qu'il est le plus risqué de prendre du poids. Les bénéfices liés à l'arrêt sont bien trop nombreux pour ne pas franchir cet obstacle : en moins d'un an, votre respiration sera améliorée, vous tousserez moins, votre fonction pulmonaire sera augmentée de 5 à 10 %, le risque de maladies cardiaques sera réduit de moitié, sans parler du cancer du poumon. Donc ces quelques kilos, qui au demeurant sont évitables, ne sont pas une fatalité. Il est tout à fait possible de les anticiper.

Les raisons de la prise de poids

La raison métabolique

Il faut savoir que les fumeurs pèsent en moyenne 2 à 3 kg de moins que les non-fumeurs d'âge et de taille comparables. Cette différence augmente avec le nombre de cigarettes/jour et s'explique par l'effet coupe-faim de la nicotine mais aussi par son rôle dans l'augmentation de 10 % du métabolisme de base soit une dépense de 200 à 300 kcal/jour. On note également une augmentation dans le tissu adipeux du taux d'une enzyme qui s'appelle la lipoprotéine lipase et qui diminue le stockage des graisses. En somme, la nicotine augmente le métabolisme énergétique et a plutôt tendance à favoriser la fonte des graisses.

Lorsque l'on s'arrête de fumer, le métabolisme énergétique revient « à la normale » et on reprend les 2 à 3 kg que l'on aurait dû avoir sans l'effet de la nicotine.

Pour un sujet maigre, gros fumeur, la prise de poids passe quasiment inaperçue. Pour un sujet un peu potelé voire déjà en surpoids, ces kilos en plus s'ajoutent aux autres et sont particulièrement mal vécus, surtout dans le cadre de multiples régimes et tentatives d'amaigrissement.

La raison comportementale

Le sevrage tabagique peut entraîner chez certaines personnes une forte sensation de manque se traduisant par des compulsions, des envies de grignotage et un besoin de manger sucré. Les personnes qui sont le plus à risque de prendre du poids sont celles qui ont déjà ce type de profil ! Si c'est votre cas, il va falloir être très vigilant.

Comment éviter de prendre du poids

Il faut prendre en considération trois éléments :
- Se demander s'il faut ou non utiliser des substituts nicotiniques et quel serait leur impact pour limiter une prise de poids éventuelle.
- Ne pas se lancer dans un régime restrictif qui ne ferait qu'augmenter le risque de frustration et compromettrait ainsi la réussite du sevrage tabagique. Il faut surtout trouver le modèle alimentaire qui vous convient le plus en redécouvrant le plaisir de sentir les goûts et les odeurs et trouver les moyens de détourner d'éventuelles envies de grignotage ou de manque qui peuvent arriver dans les trois premiers mois du sevrage.
- Se lancer dans un programme épanouissant d'activités physiques. Quand on prend la décision d'arrêter, c'est une occasion idéale pour se remettre à bouger, à refaire du sport. La motivation y est : celle de se faire du bien !

Prendre ou non un substitut nicotinique

Il n'y a pas un mais plusieurs fumeurs ; certains n'auront besoin de rien ni de personne, d'autres auront besoin d'un soutien psychologique et/ou de substitut nicotinique. En fait, il existe deux types de dépendance à la nicotine qui sont toutes les deux complémentaires.

- **La dépendance physique** s'exprime par le besoin de fumer dès le matin, encore plus le matin que l'après-midi, pour un total d'au moins 20 cigarettes/jour. En cas de sevrage, cette dépendance s'exprime (surtout dans les trois premiers mois) par un syndrome de manque d'autant plus important que le tabagisme était important et ancien : nervosité, tremblement, anxiété, maux de tête. Ce syndrome sera bien combattu par les substituts nicotiniques.

- **La dépendance psychique** exprime la sensation et l'émotion procurées et recherchées par le tabagisme : le coup de fouet, la stimulation des capacités de concentration et de vigilance, une plus grande confiance en soi, le besoin de s'affirmer par rapport aux autres, un moyen de lutter contre le stress et l'anxiété… Chacun a des raisons différentes de fumer et le sevrage fera ressortir ces attentes qui risquent de s'exprimer *via* la nourriture sous forme de compulsions, de grignotage et de recherche du goût sucré.

Quand vous prenez un substitut nicotinique (patch, gomme, comprimés, inhalateur…), vous diminuez surtout les phénomènes de dépendance physique, mais vous agissez peu sur la dépendance psychologique. Certes, les substituts nicotiniques sont une aide précieuse car ils diminuent beaucoup les syndromes physiques du sevrage (vous vous sentez mieux), mais ils ne sont pas une garantie absolue contre la prise de poids.

Le contrôle de votre poids va surtout passer par un reconditionnement de vos comportements alimentaires et d'hygiène de vie.

Changer ses habitudes alimentaires

Quand vous avez pris la décision d'arrêter de fumer, vous l'avez fait pour votre santé ! Celle-ci passe non seulement par l'affranchissement des dangers liés à la fumée, au monoxyde de carbone et à la nicotine, mais aussi par la nécessité de manger mieux et bien.

Le fumeur mange mal en général : il sent beaucoup moins les goûts et les saveurs, et est obligé d'ajouter sauces, sel et épices. Souvent nerveux et stressé, il est souvent par ailleurs grand buveur de café et petit mangeur multicarencé (dans ce cas, il est maigre).

 ### Faut-il faire un régime en même temps que le sevrage tabagique ?

Surtout pas, car le régime augmente les frustrations et pourrait compromettre l'efficacité du sevrage. En revanche, profitez-en pour faire le point sur votre alimentation. Si vous avez une alimentation équilibrée, ne changez rien. En revanche, si votre alimentation n'est pas adaptée, c'est le moment de manger moins gras et moins sucré, et de réintroduire les légumes, les fruits, les laitages, les grillades, le poisson, les œufs… Bref, tout ce qui peut contribuer à des repas sains et complets. Développez des alternatives et astuces pour anticiper les fringales et augmentez votre activité physique. Il vaut mieux bouger et brûler les calories que l'on mange, plutôt que « de se serrer la ceinture » et d'être sédentaire. Vous gagnerez sur tous les tableaux.

En vous affranchissant du tabac, vous allez redécouvrir le goût et les saveurs des aliments ! Ce qui vous semblait fade vous paraîtra savoureux et vous prendrez de plus en plus plaisir à cuisiner simple et délicieux.

Puisque vous revivez, mangez sain et ne sautez pas de repas. Fini les sandwichs, les plats industriels, les pizzas surgelées de dernière minute et vive les salades composées multicolores, les grillades savoureuses, les omelettes baveuses, les filets de poisson arrosés d'un filet d'huile d'olive et de jus de citron, les mijotés de légumes, les salades de fruits et le bon fromage sur du pain frais ! Vous revivez !

Mais attention, tout n'est pas idyllique : vous aurez sûrement envie de craquer pour des sucreries surtout quand la cigarette vous manquera (vous aurez souvent faim), vous aurez aussi envie de calmer votre frustration en vidant la boîte de biscuits du placard… et c'est là que vous risquez de prendre du poids !

Comment gérer ces situations ? En vous connaissant bien et en sachant ce qui va vous manquer en ne fumant plus.

- **Vous fumiez pour augmenter votre capacité de concentration au travail ?** Il existe l'équivalent sur le plan alimentaire : le café ou le thé ! Dans ce cas, buvez 3 à 4 tasses de café ou de thé par jour, de préférence au moment où vous allumiez votre cigarette. Ils prendront le relais. Prenez du café décaféiné le soir, pour ne pas perturber votre sommeil.

- **Vous fumiez pour vous sentir bien et vous détendre ?** Trouvez l'équivalent sur le plan alimentaire ! Quels sont les aliments ou boissons que vous associez à cette notion de bien-être et de détente – le chocolat, peut-être le café ou le thé, des fruits bien sucrés, vos biscuits préférés ? Prenez-en un à chaque fois que vous avez envie de vous faire du bien et que vous ressentez le besoin de vous détendre. Et savourez-le ! Concentrez-vous sur le plaisir qu'il vous procure en bouche. Ne recherchez pas la quantité mais la qualité. Par exemple : au petit-déjeuner, vous prenez 1 café, 1 ou 2 biscuits et 1 jus de fruits ; au déjeuner, vous terminerez par 1 café ; dans l'après-midi, détendez-vous avec 1 carré de chocolat et 2 Petit Beurre ; le soir, après le repas, prenez éventuellement 1 carré de chocolat. N'ayez crainte, vous ne prendrez pas de poids avec 2 carrés de chocolat et 2 biscuits dans la journée, si par ailleurs vous mangez sain et équilibré et que vous bougez !

- **Vous fumiez pour calmer votre stress ?** Dans ce cas, vous risquez de le transposer sur la nourriture et d'avoir faim pendant et entre les repas. Mais comment vous caler, sans pour autant ingurgiter 3 000 kcal par jour ? Voici mes conseils :
  - Ne sautez pas de repas. Faites des repas complets et équilibrés. Ils seront votre premier rempart contre les envies de grignotage de l'après-midi (la période de tous les dangers).
  - Quand vous avez faim entre les repas, hiérarchisez les moyens de calmer votre faim : buvez d'abord un grand verre d'eau, ensuite

faites-vous un thé, si vous avez encore faim prenez un fruit, et si vous avez encore faim, prenez un yaourt ou du fromage blanc. Ne commencez surtout pas par le chocolat et les biscuits, parce que vous ne pourrez pas vous arrêter.
- Quand vous avez très faim à table, et une terrible envie de vous resservir 2 à 3 fois, voici quelques astuces : mangez lentement (parlez à table), buvez de l'eau, prévoyez systématiquement du pain (2 morceaux suffiront) ou des féculents (à mélanger avec des légumes) à chaque repas car ils calent bien et durablement.

Et si, malgré tout, l'envie de fumer revenait, ayez préparé des alternatives : mâchez du chewing-gum, sortez, marchez, développez d'autres pensées, faites des exercices de relaxation, respirez profondément… et la crise passe. Les envies s'espaceront de plus en plus !

Bougez, bougez, bougez

Fini la sédentarité ! Remplissez vos poumons d'air pur en marchant, en courant, bref en bougeant. Brûlez vos calories en vous faisant plaisir : trouvez ce qui vous convient et ce que vous pouvez faire :
- Du sport en salle dans votre entreprise, le matin ou le soir ?
- Une demi-heure de marche active dans le quartier au moment de la pause déjeuner, avant la demi-heure consacrée au repas ?
- Le vélo pour aller travailler ?
- 30 à 45 min de vélo d'appartement un soir sur deux, à la maison ?
- Des séances de natation 2 à 3 fois par semaine ?
- 30 min de marche active tous les soirs, dans votre quartier ?
- Réfléchissez bien à cela et agissez, c'est primordial !

 ## Que faut-il penser de la cigarette électronique ?

La cigarette électronique fonctionne par chauffage et vaporisation d'un liquide composé de propylène glycol et de glycérine végétale, avec ou sans nicotine. Les données scientifiques ne sont pas consensuelles sur leur innocuité. Attention aux teneurs élevées en nicotine de certaines e-cigarettes : elles peuvent en contenir beaucoup plus que les substituts nicotiniques (risque potentiellement mortel en cas d'ingestion d'une cartouche par un enfant). Les versions non nicotinées sont donc préférables.

Par la gestuelle et l'association psychologique (effet placebo) au bien-être, elles peuvent diminuer la survenue de frustrations et donc l'envie de compenser par la nourriture. Toutefois, elles n'enlèvent pas la sensation de faim.

Donc leur usage ne dédouane en rien de tous les conseils que je vous ai donnés. Par ailleurs, compte tenu du manque de recul, elles sont à « vapoter » avec parcimonie et prudence.

En conclusion, arrêter de fumer est la porte ouverte à de nombreux autres changements qui ne peuvent que vous épanouir. Il faudra certes quelques efforts au début, mais avec votre belle motivation, vous soulèverez des montagnes !

Le travail nocturne ou en horaires décalés

Le travail de nuit ou en horaires décalés augmente considérablement le risque de prise de poids. D'une part, en raison de la désynchronisation des rythmes hormonaux qui perturbe les métabolismes, d'autre part, en raison des troubles du comportement alimentaire qui s'installent : repas sautés et destructurés et attirance de plus en plus prononcée pour les féculents et les produits sucrés. Tout cela reflète un état de stress du corps.

 ## Peut-on s'habituer aux horaires décalés ?

Oui, car le corps est une formidable machine qui sait remarquablement s'adapter. Les personnes qui ont toujours les mêmes horaires, et le même style de vie (sain) s'en sortent. Il faut simplement être régulier dans son mode de vie, sinon le décalage horaire ne pardonne pas.

 ## Pourquoi le travail en horaires décalés abîme-t-il la santé ?

Les raisons sont multiples : tout d'abord, le manque de sommeil s'accumule car les gens font l'erreur de récupérer l'après-midi alors que le meilleur sommeil récupérateur est celui du matin ! Ensuite, le métabolisme des glucides et des lipides est perturbé à cause du cortisol et de l'insuline. L'hypersécrétion anormale de cortisol favorise la prise de poids, l'installation du diabète et l'apparition de maladies cardiovasculaires. Chez les jeunes femmes travaillant de nuit, il a également été trouvé un risque plus élevé de cancer du sein.

Il ne faut pas pour autant se laisser aller à la fatalité car il y a moyen d'anticiper et de réagir pour rester en bonne santé quand on travaille en horaires décalés.

Mais auparavant, je vous emmène faire un petit voyage dans votre corps pour que vous compreniez ce qu'il vit quand vous travaillez dans ces conditions.

Les raisons de votre prise de poids

Voici votre rythme de vie normal et comment le travail de nuit le perturbe.

- En temps normal : votre cerveau possède ce que l'on appelle une horloge biologique, c'est-à-dire que tous vos cycles sont réglés sur un rythme de vingt-quatre heures, avec des hauts et des bas au niveau de la sécrétion hormonale. En règle générale, les hormones qui assurent votre tonus et votre réactivité (adrénaline, cortisol) sont au plus haut durant la journée, et au plus bas durant la nuit, car vous dormez. Par ailleurs, l'hormone du sommeil (la mélatonine) est au plus bas durant la journée et au plus haut quand vous dormez. Jusque-là, tout est logique.

- Quand vous travaillez la nuit ou que vous vous levez très tôt le matin (vers 3 ou 4 h), que se passe-t-il ? Si votre corps se trouve en activité alors que vous devriez dormir, comment va réagir votre corps ? Va-t-il persister dans ses activités de sommeil et dans ce cas, vous n'êtes pas efficace, ou va-t-il s'adapter en faisant passer vos cycles du mode sommeil au mode éveil ? Cela dépend des cycles. Chaque cycle réagissant à sa manière (et plus ou moins bien selon les personnes), il apparaît une certaine anarchie responsable de ce que l'on appelle la désynchronisation. C'est à cause d'elle que peu à peu s'installent la fatigue et les problèmes de santé.

Les règles à respecter

Quelle que soit l'heure à laquelle vous commencez votre travail :
- Faites un repas complet mais léger en gras et en sucre avant de prendre votre travail.
- Faites une collation peu grasse et peu sucrée quatre heures après avoir commencé votre travail vers 2 heures du matin (pain, fruit, yaourt, jambon, œuf, etc.) et ne vous gavez pas de café.
- De retour chez vous, faites un bon petit-déjeuner.
- Dormez le matin ou l'après-midi mais ne sautez surtout pas le déjeuner : qu'il soit pris à 11 h ou à 14 h importe peu, l'essentiel est qu'il soit là et qu'il soit complet (avec 3 composantes).
- Prenez un bon dîner avant le travail.
- Soignez la qualité de votre sommeil récupérateur.

Mes conseils si vous vous levez à 3 ou 4 h du matin

En vous levant si tôt, vous faites chuter votre mélatonine (l'hormone du sommeil) qui était au plus haut. Vous avez des difficultés à vous réveiller car vous êtes en sommeil profond en plein milieu de nuit, mais vous forcez la nature en augmentant la sécrétion d'adrénaline qui vous donne le coup de pouce nécessaire à votre réveil. Mais la mélatonine n'a pas dit son dernier mot ! Elle va tenter de remonter car elle n'a pas fini son cycle de la nuit. Vous aurez donc un coup de pompe en fin de matinée. Idéalement, il faudrait que vous fassiez une sieste récupératrice soit en fin de matinée, soit en début d'après-midi après avoir pris votre déjeuner.

Depuis que je travaille très tôt le matin (vers 3 h 30), je remarque que je cherche mes mots et que j'ai des problèmes de mémoire et de concentration. Est-ce qu'il y a un rapport ?

Oui, car en vous levant très tôt, vous interrompez votre sommeil au moment où il est en phase de récupération de vos fonctions cognitives, en somme ce qui touche à votre mémoire et à vos capacités de concentration. Pour corriger cela, il faut absolument que le week-end vous préserviez cette période et que vous ne vous leviez pas avant 9 ou 10 h.

Vous n'avez pas faim quand vous vous levez, car vous êtes encore sur la digestion de votre repas de la veille ; vous avez juste besoin et envie d'un café ou d'un thé. Quand vous prendrez vos fonctions vers 6 h du matin, tout ira bien jusqu'au moment où vous sentirez monter la faim vers 9-10 h. Vous aurez alors une envie furieuse de vous jeter sur les viennoiseries (300 kcal pièce !). En somme, votre travail matinal vous aura empêché de faire un petit-déjeuner équilibré ! Alors que faire, si par ailleurs vous mangez mal à midi, faites la sieste l'après-midi et grignotez ensuite, jusqu'au dîner copieux destiné à rattraper les manques de la journée ?

Mes conseils : évitez de commencer à travailler le ventre vide. Au petit-déjeuner, évitez le pain blanc-confiture, car vous feriez une hypo-glycémie réactionnelle (le gros coup de barre de 11 h). Ne sucrez pas votre café ou votre thé et mangez (ou buvez) un fruit frais (ou en compote non sucrée), du pain tradition légèrement beurré (il maintient une bonne glycémie plus longtemps que le pain blanc), et un yaourt ou du fromage blanc pas ou peu sucré) ; vous pouvez aussi prendre un petit bol de muesli avec une poignée d'amandes. Les amandes ont comme avantage de caler durablement la faim ; vous pouvez aussi en emporter au travail pour en grignoter dans la matinée ; pensez également aux fruits : 2 ou 3 clémentines vous feront manger moins de viennoiseries. Buvez de l'eau ; cela cale !

Si vous avez un peu sacrifié le petit-déjeuner, ne sacrifiez surtout pas les autres repas. Faites un bon déjeuner avant de faire une sieste (crudités, plat avec légumes et peu de féculents, laitage et fruit) ; essayez de faire un peu d'activité physique durant l'après-midi, puis concevez votre dîner comme votre déjeuner. Visez une moyenne de 7 h de sommeil dont 5 h la nuit et 2 h en fin de matinée ou en début d'après-midi (après le déjeuner).

Mes conseils si vous travaillez toute la nuit

Vous empêchez votre mélatonine (l'hormone du sommeil) d'être à son maximum pendant toute la nuit, puisque vous travaillez ! Mais elle résiste et va quand même remonter vers 2 h du matin. C'est pourquoi vous avez habituellement un gros coup de pompe à cette heure-là ; saisissez ce moment pour faire une petite pause et profitez-en pour manger un peu. Privilégiez les boissons qui maintiennent éveillé : café, thé.

Les trois règles essentielles pour rester en bonne santé, quand on travaille la nuit :

- Si possible, récupérez en dormant le matin et en tout début d'après-midi (après le déjeuner). Le sommeil du matin est plus récupérateur que le sommeil de l'après-midi.
- Gardez le rythme des 3 repas par jour ou de 2 repas et 2 collations, même s'ils sont un peu décalés par rapport aux horaires normaux : petit-déjeuner ou collation (entre 6 et 10 h), déjeuner (entre 11 et 14 h), dîner (entre 19 et 23 h), collation nocturne (entre 2 et 3 h). Le corps est perturbé par les décalages ; il ne faut pas le décaler davantage avec des repas qui n'en sont pas, et un grignotage perpétuel.
- Ayez une activité physique régulière ; le fait de marcher, courir ou faire du sport diminue le risque cardiovasculaire lié aux horaires décalés.

Les enquêtes de comportement alimentaire montrent qu'en cas de travail en horaires décalés, l'alimentation est beaucoup moins équilibrée, riche en graisses et en sucre et souvent l'un des trois repas est sauté (petit-déjeuner ou dîner). Cela favorise le surpoids et toutes les complications qui lui sont liées.

 *Y a-t-il des personnes qui supportent moins bien que d'autres le travail en horaires décalés ?*

Oui, ce sont celles qui pratiquent les 3/8 : une semaine en travail de nuit, une semaine en travail du matin, une semaine en travail du soir ! Le corps n'a pas le temps de s'adapter et subit de plein fouet les désynchronisations. Ce sont aussi les personnes qui grignotent des produits gras et sucrés durant la nuit sur fond de litres de café, mangent mal durant la journée (repas sautés ou insuffisants), récupèrent mal en sommeil durant la journée (moins de six heures) et sont sédentaires. Par ailleurs, elles sont encore plus fragiles si elles ont déjà des problèmes de santé : surpoids, diabète, hypertension, excès de mauvais cholestérol…

Mes exemples de menus

Pour une personne commençant son travail à 22 h

- **Dîner entre 18 et 21 h :** 1 entrée (crudités), 1 plat principal (viande, poisson ou œufs avec légumes et féculents), yaourt, fruit. Il doit être suffisant pour tenir jusqu'à 2 h du matin, sans envie de grignotage, mais il ne doit pas pour autant être excessif, afin d'éviter le risque de somnolence lié à la digestion, en début de travail.

- Collation vers 2-3 h du matin : riche en protéines (qui stimulent la vigilance) et en glucides complexes (peu hyperglycémiants, comme le pain complet, les pâtes, les légumes secs) et pauvre en sucres rapides (sodas, cafés sucrés, bonbons). Évitez le gras qui est beaucoup plus indigeste la nuit que le jour.

Collations types :
- Petite salade composée avec crudités, thon, jambon ou œuf, 1 yaourt et 1 fruit.
- Sandwich jambon-crudités (sans mayonnaise), yaourt aux fruits, 1 fruit.
- 1 part de quiche lorraine, 1 yaourt, 1 fruit.

- Petit-déjeuner entre 5 et 9 h : idéalement, prévoir du café (décaféiné) ou du thé vert (pour ne pas empêcher le sommeil de la matinée), 1 laitage (yaourt, ou lait), du pain ou des céréales, 1 fruit ou 1 jus de fruit.

- Déjeuner entre 11 et 14 h : il doit être complet avec 1 entrée de crudités, 1 plat principal, 1 laitage et 1 fruit.

Il faut éviter de boire plus de 4 à 5 tasses de café par vingt-quatre heures et des sodas sucrés. Il est faux de penser que le sucre maintient éveillé et permet de mieux lutter contre la fatigue ; c'est le contraire.

Pour une personne se levant à 4 h et travaillant de 6 à 14 h

- Petit-déjeuner (au réveil) : café ou thé, 1 tranche de pain beurré ou 1 biscuit, 1 yaourt et 1 fruit.

- Collation vers 9-10 h : 1 fruit, éventuellement 1 biscuit ou une poignée d'amandes, du café ou du thé.

- Déjeuner vers 14 h : crudités, plat complet (sans sauce, avec viande ou poisson et légumes avec un peu de féculents), 1 yaourt ou fromage ; ou plat complet, fromage et fruit.

- Sieste récupératrice.

- Dîner vers 19 h : repas complet (comme au déjeuner).

- Coucher vers 22 h.

Pour vous aider à maigrir : petit ou gros coup de pouce...

Dans le cadre de ma méthode, il peut vous être utile d'ajouter une aide au suivi des conseils nutritionnels et du programme d'activité physique. Voici les solutions potentielles à choisir selon le contexte !

Les substituts de repas

Sachez qu'ils ne rassasient pas. En moyenne, ils apportent 200 à 300 kcal par portion, ce qui est bien peu pour un repas qui devrait en faire 500 ou 600 ! Faim assurée deux heures après ! Vous pouvez toutefois les utiliser pour remplacer de temps à autre un repas express ou pour corriger quelques excès (au moins, vous aurez des vitamines et des minéraux), en suivant ces conseils :

- Pour bien calmer votre faim, ajoutez du fromage blanc et 1 ou 2 fruits. Vous tiendrez plus longtemps et aurez moins envie de grignoter.
- Au repas suivant, mangez bien et équilibré : des légumes et un peu de féculents avec de la viande ou du poisson (ou des œufs), 1 laitage et 1 fruit.

Il en existe différentes variétés, en barres, en soupes, en milkshakes, en plats... en salé, en sucré. Sur le plan nutritionnel, je n'ai pas de critiques majeures à leur égard (ce sont des produits sérieux), si ce n'est que je considère que les portions à 300 kcal (et *a fortiori* à 200 kcal !) sont vraiment trop justes pour rassasier durablement. Et puis, reste le problème du goût ! Rien ne vaut un bon petit repas...

> **BON À SAVOIR**
>
> À ne pas confondre avec les barres hyperprotéinées, qui sont riches en protéines et surtout utiles pour calmer une petite faim l'après-midi, sans excès de gras et de sucre.

Les compléments alimentaires

Il existe des compléments alimentaires très différents dans le domaine de la perte de poids.

Les compléments à base de vitamines, de minéraux et d'oligoéléments

En général, un comprimé par jour permet de couvrir 100 % du besoin quotidien en vitamines (choisissez les formules les plus complètes avec au moins 10 vitamines), et 20 à 50 % du besoin quotidien en de nombreux minéraux et oligoéléments. Ces compléments sont utiles en cas de fatigue, car le suivi d'un régime expose au risque de carences.

Avec les conseils que je vous donne, même dans le cadre du programme à 1 200 kcal, le risque de carence est faible. Mais si vous souhaitez prendre un complément alimentaire pendant la durée de votre régime, sachez qu'il n'y a pas de risque de surdosage ; vous pouvez donc en consommer.

Les coupe-faim

À base d'algues (alginates, gomme agar-agar), ils gonflent dans votre estomac et procurent une sensation de rassasiement ; ils sont à prendre en début de repas et n'ont pas d'effets secondaires (pas de troubles digestifs). Ils sont surtout utiles pour les personnes qui ont souvent et anormalement faim entre les repas.

Si c'est votre cas, assurez-vous au préalable que vous faites bien des repas complets – à quoi bon prendre des coupe-faim si par ailleurs vous ne mangez pas assez ?

Les draineurs

Ces produits à base de plantes sont censés avoir des actions dépuratives et de drainage. Ils peuvent être utiles en cas de jambes lourdes. Ce ne sont pas vraiment des laxatifs, mais ils peuvent contribuer à décongestionner.

Vous pouvez en prendre, mais pour plus d'efficacité, massez-vous régulièrement les jambes de bas en haut, surélevez-les la nuit, évitez les hauts talons et les vêtements très serrés à la taille.

N'ACHETEZ PAS DE PLANTES HORS CIRCUIT OFFICIEL

Les plantes peuvent être toxiques pour le foie et les reins. Pour preuve, régulièrement, des cas d'insuffisance rénale terminale chez des personnes ayant commandé des plantes au pouvoir « miraculeux » sur Internet. Ces plantes viennent de circuits parallèles et ne sont pas contrôlées quant à leur dangerosité potentielle. Sachez qu'en France, les plantes commercialisées dans les circuits officiels (pharmacies, parapharmacies, herboristeries) doivent nécessairement figurer sur une liste positive (vous pouvez la trouver sur Internet) qui en garantit l'absence de dangerosité. Donc, un bon conseil avant d'acheter des plantes : parlez-en à votre pharmacien, il a reçu une formation en phytothérapie.

Les dispositifs médicaux diminuant l'absorption des graisses

Ces produits ne sont pas des médicaments et peuvent être achetés sans ordonnance. Souvent issus de végétaux, ils forment un complexe avec les lipides (voire les glucides) dans l'estomac puis en diminuent l'absorption au niveau de l'intestin grêle (en général de 20 à 30 %) ; cela permet de réduire l'impact calorique de la consommation de matières grasses mais l'impact sur la perte de poids sera faible si la consommation de lipides reste élevée. Ces produits sont donc à prendre dans le cadre d'une alimentation contrôlée en calories ; ils ne sont certainement pas le prétexte à « se lâcher sur la charcuterie ». Ils n'ont pas ou peu d'effets secondaires car ils restent dans l'intestin et ne diffusent pas dans la circulation sanguine. Ils ne doivent toutefois être considérés que comme des appoints au « régime » et à l'activité physique. C'est un petit plus, potentiellement intéressant.

Puis-je pratiquer de temps à autre une petite cure de jeûne ?

Mauvaise idée ! En pratiquant un jeûne de plus de vingt-quatre heures, vous attaquez vos muscles et vos réserves de minéraux et vitamines. L'absence de faim et l'euphorie qui apparaissent au 4e jour sont des cache-misère ; votre corps vit en réalité un profond stress et il essaie de trouver des voies détournées pour fournir à vos cellules le carburant que vous ne leur apportez plus. Vous en ressortirez amaigri et heureux, mais en réalité carencé, ayant perdu du muscle et à haut risque de reprise de poids en un temps record (et uniquement sous forme de graisse). Le jeûne est contre-indiqué chez la femme enceinte, les enfants et adolescents, les personnes âgées et en cas de maladie. Toujours en parler auparavant à son médecin.

 ## Que penser des repas livrés à domicile ?

Le principe est simple ; sur Internet, vous choisissez des plats cuisinés conçus pour s'intégrer dans des menus à différents niveaux d'apport calorique et vous les recevez à domicile. À vous de faire votre choix selon le coût, la rapidité de livraison, le goût, le choix et le caractère copieux des plats proposés. Ce peut être une solution transitoire très intéressante quand on n'aime pas cuisiner, quand on cherche des idées et que l'on dispose de peu de temps pour préparer ses repas. Certains sont très bons (Kitchen Diet®). À vous de faire le tri.

Les techniques alternatives

Certaines sont très efficaces, d'autres, non… Tout dépend du contexte.

L'acupuncture

Un de mes confrères, brillant adepte de la médecin chinoise, réussit à faire maigrir ses patients par des points d'acupuncture bien choisis ! Il arrive en effet à mieux maîtriser les sensations de faim, mais ne rêvez pas trop… Les conseils nutritionnels et l'activité physique sont également nécessaires !

L'hypnose

Cette technique peut être utile en cas de troubles du comportement alimentaire ; en effet, elle peut permettre de mieux maîtriser des comportements compulsifs en apprenant à mieux les gérer par des techniques d'autosuggestion et de relaxation. Il y a des personnes chez qui l'hypnose a bien marché et d'autres, pas du tout. Il faut essayer et voir…

Les crèmes amincissantes

Elles sont souvent à base de caféine, exploitant le potentiel lipolytique de cette molécule. Toutefois, les cellules adipeuses de la cellulite sont logées dans l'hypoderme profond et sont souvent enchâssées dans de la fibrose… et donc peu accessibles ! Se masser améliore la circulation sanguine locale et le faire avec une crème amincissante peut contribuer à faire perdre un peu de tour de cuisse. Mais ne vous attendez pas à avoir des cuisses de grenouille. Leur prix est par ailleurs souvent élevé.

Les techniques mécaniques

Les massages par drainage lymphatique ou par l'usage de certaines machines permettent d'assouplir la fibrose qui entoure les cellules adipeuses et ainsi améliorer la circulation sanguine locale ; cela peut aussi accélérer le processus de lipolyse local. En somme, on combat mieux l'aspect de peau d'orange de la cellulite et l'on peut obtenir une diminution du tour de cuisse. Ce peut donc être un avantage additionnel en complément de l'activité physique et du suivi des conseils nutritionnels.

La cryolipolyse

Le principe consiste à pincer fortement le bourrelet graisseux de l'abdomen pour l'exposer pendant plusieurs minutes à un froid intense, censé entraîner la mort des cellules adipeuses, sans agresser pour autant la peau. En France, nous manquons de recul vis-à-vis de cette technique qui vient des États-Unis. Si vous voulez y recourir, soyez vigilant à ce qu'elle soit pratiquée par un personnel compétent et avec une machine homologuée.

> **LES TECHNIQUES INTERDITES PAR LA HAUTE AUTORITÉ DE SANTÉ (HAS)**
>
> L'imagination de l'homme est sans limites dès lors qu'il s'agit d'exploiter l'obsession de maigrir ! C'est ainsi qu'on été imaginées toutes sortes de techniques dont certaines se sont avérées, avec le recul, non seulement inefficaces mais aussi dangereuses car invasives : les injections par mésothérapie, les injections de gaz carbonique... Si vous-même vous avez été victime d'effets secondaires, il ne faut pas hésiter à le signaler car c'est en rassemblant toutes ces déclarations que des commissions d'experts finissent par s'y intéresser et faire le point sur le bien-fondé ou au contraire sur la dangerosité de la technique. Vous pouvez consulter les avis de la HAS sur son site : http://www.has-sante.fr.

La chirurgie bariatrique

Tout a commencé il y a quinze ans par les premières poses d'anneau gastrique ; cette petite bouée remplie de sérum physiologique que l'on resserre autour de l'estomac permet de former une petite poche qui, se remplissant très vite avec peu d'aliments, déclenche la sensation de rassasiement. Les débuts furent très prometteurs et la méthode peu invasive, mais peu à peu, elle a montré ses limites : l'anneau peut migrer, se desserrer, faire mal... bref, ce n'est pas toujours un long fleuve tranquille. Sa grande qualité néanmoins : il est facile à mettre et, le plus souvent, tout autant à enlever. Donc, pourquoi pas, en première intention.

Dans le domaine de la chirurgie bariatrique, il existe actuellement deux techniques : la sleeve gastrectomie et le by-pass gastrique.

> ## QUI EST ÉLIGIBLE À LA CHIRURGIE BARIATRIQUE ?
>
> Toute personne obèse ayant un IMC compris entre 35 et 40 avec au moins une comorbidité associée (hypertension, excès de LDL-cholestérol, maladie cardiovasculaire) ou ayant un IMC supérieur ou égal à 40, avec ou sans comorbidité associée.
>
> Cette personne ne devra pas avoir de contre-indication, et avoir essayé toutes les autres approches (régime, activité physique) avant d'en arriver à cette solution. Elle doit faire l'objet d'un consensus auprès d'une commission multidisciplinaire composée d'un chirurgien, d'un médecin nutritionniste, d'un diététicien et d'un psychologue avec un suivi régulier avant, pendant et après l'intervention (une fois par an).

La sleeve gastrectomie

Cette opération consiste à enlever les deux tiers de l'estomac sur sa longueur pour obtenir l'équivalent d'un tuyau à peine dilaté, au faible volume de remplissage. Elle représente actuellement, et à elle seule, la moitié des interventions de chirurgie bariatrique soit plus de 45 000/an (sur une moyenne de 90 000 opérations/an soit 1 obèse/60). L'intervention est irréversible.

- **Les avantages** : une perte de poids potentiellement importante, avec une intervention chirurgicale en général très bien supportée quand elle est faite par de bons chirurgiens.

- **Les inconvénients** : le risque opératoire (inhérent à toute intervention chirurgicale), le caractère irréversible, le risque de reflux gastro-œsophagien (sensations de brûlures remontant dans l'œsophage après les repas ou à jeun en position allongée – traitées par des médicaments diminuant la sécrétion acide de l'estomac), les petits repas fractionnés qui peuvent gêner la vie sociale.

Cela dit, les patients que je vois et qui maigrissent bien préfèrent voir les avantages de cette technique plutôt que ses inconvénients, et ont le sentiment que leur vie est transformée. Quand les indications sont bonnes, les résultats sont souvent spectaculaires (perte fréquente de 50 kg dans l'année qui suit) ; le risque de carences est faible.

Le by-pass gastrique

Cette opération plus lourde court-circuite l'estomac et la première partie de l'intestin grêle, pour brancher le tuyau de la seconde partie de l'intestin grêle au petit bout d'estomac qui persiste. Le principe est de faire tomber les aliments directement dans cette seconde partie de l'intestin grêle, qui n'est pas conçue pour absorber les protéines, lipides, glucides, minéraux et vitamines. Cette malabsorption des nutriments provoque donc une perte de calories. Voilà pourquoi la perte de poids est importante.

- **Les avantages :** une perte de poids importante en raison de la malabsorption systématique provoquée par le montage chirurgical. On note aussi la correction très rapide (et pour l'instant inexpliquée) du diabète.

- **Les inconvénients :** une opération lourde (avec le risque chirurgical inhérent), une malabsorption concernant tous les éléments nutritionnels et nécessitant une supplémentation quotidienne et à vie en de très nombreux minéraux, oligoéléments et vitamines, un risque d'inconfort digestif après les repas (il faut manger moins vite et peu sucré, pour éviter le malaise dit aussi « dumping syndrome » après un repas trop rapide et trop sucré), le caractère relativement irréversible de l'opération (quoique certains disent le contraire).

Nous voyons régulièrement des cas de carences profondes en vitamine B1 (avec des signes neurologiques, des problèmes de concentration et de mémoire), en calcium et en vitamine D (avec une ostéoporose précoce et un risque fracturaire plus élevé) et des anémies par carence en fer chez des patients qui, tout heureux de maigrir, sous-estiment la nécessité de se supplémenter et s'exposent à de graves problèmes de santé. Voilà pourquoi tout patient opéré doit non seulement bien respecter les consignes de supplémentation, mais aussi être vu en consultation au moins une fois par an.

CONSEILS NUTRITIONNELS À CEUX ET CELLES QUI ONT ÉTÉ OPÉRÉS

- Mangez de façon équilibrée et variée, pauvre en gras et en sucre, mais de façon fractionnée. Par exemple : au petit-déjeuner, 1 petit jus d'orange, 1 biscotte beurrée et 1 yaourt ; en matinée, 1 fruit frais et de l'eau ; au déjeuner, 1/2 steak (ou 1 filet de poisson) et un peu de légumes et de féculents ; dans l'après-midi, du fromage blanc et 1 fruit, de l'eau (non gazeuse) ; le soir, un peu de viande, de poisson, ou d'œufs avec un peu de légumes et de féculents ; une à deux heures après, 1 yaourt et 2 carrés de chocolat.

- Évitez de boire gazeux et de manger les glaces et sorbets à jeun (risque de dumping syndrome).

- En raison du risque de reflux acide, attention à tout ce qui est acide (jus de citron, sodas, moutarde, épices, vinaigre), ainsi qu'aux excès de café ou de thé.

- Ne mangez pas trop, évitez de vous allonger à plat après le repas ou de vous pencher en avant. Sachez aussi que la répétition d'otites, d'angines et de pharyngites en hiver peut être due aux remontées acides durant la nuit (toux nocturnes fréquentes) qui favorisent une inflammation fréquente de l'arrière-gorge.

Et le ballon gastrique ?

Le principe consiste en l'ingestion d'un ballon (rassurez-vous, il n'est pas gonflé) et à le gonfler de liquide dans l'estomac. Occupant un volume non négligeable (500 ml), il provoque assez rapidement une sensation de rassasiement dès que la personne mange un peu.

- **Les avantages** : la facilité de pose et de retrait.

- **Les inconvénients** : une possible irritation de la paroi gastrique, une sensation de gêne (surtout les premiers jours), le dégonflage progressif avec un risque de passage dans l'intestin et d'occlusion. Il y a donc nécessité de le dégonfler volontairement pour le retirer au bout de 3 ou de 6 mois. Les résultats sont variables selon les personnes, allant de la perte de 10 kg en 3 mois à moins de 5 kg.

Sachez que cela marchera d'autant mieux que vous respectez une alimentation saine et équilibrée, contrôlée en gras et en sucre, avec un minimum d'activité physique.

La lipectomie

La lipectomie consiste à enlever le gras du ventre et des cuisses, au moyen d'une canule aspirante que le chirurgien passe sous la peau ; cela ne concerne évidemment que la graisse superficielle sous-cutanée, et non la graisse viscérale profonde qui entoure les viscères (sachez qu'en cas d'obésité, la plupart des organes sont envahis par la graisse : le foie et le cœur en particulier).

Cette technique a pour intérêt d'éliminer la graisse par voie extérieure et non pas d'être déversée dans le sang et diffusée dans le corps comme lors d'un amaigrissement important !

Attention à bien se faire opérer, car les résultats esthétiques peuvent être mauvais en cas de manque d'expérience. Par ailleurs, quand les bourrelets sont partis, ils peuvent aussi très vite revenir si les mauvais comportements alimentaires et la sédentarité sont de retour !

La lipectomie est surtout indiquée en cas de culotte de cheval accentuée sur un corps relativement mince par ailleurs, ou en cas de petit (ou gros ventre) mou (donc riche en graisse sous cutanée).

LES VENTRES MOUS ET LES VENTRES DURS

Les ventres mous sont en grande partie liés à de la graisse sous-cutanée (facilement accessible par lipectomie), alors que les ventres durs et proéminents signent un excès de graisse profonde autour des viscères et qui repousse la paroi abdominale (cette graisse n'est pas accessible par lipectomie). C'est cette mauvaise graisse qui est responsable des complications du surpoids et de l'obésité telles que l'hypertension, le diabète, l'excès de LDL-cholestérol, les maladies cardiovasculaires. Elle ne peut être combattue que par le contrôle calorique et l'activité physique, voire la chirurgie bariatrique en cas d'obésité morbide.

TROIS TÉMOIGNAGES SUR MA MÉTHODE POUR PERDRE DU POIDS TOUT EN SE FAISANT PLAISIR !

A. M. : « C'est la première fois que je suis un régime qui me corresponde vraiment ; d'habitude, il faut toujours se serrer la ceinture et supprimer tout ce qui est gras et sucré. Il m'est même arrivé de suivre des régimes totalement bizarres, mais je dois dire qu'à chaque fois, j'y croyais. Le problème, c'est que je ne les suivais jamais longtemps car c'était insupportable ; j'avais tout le temps faim et je ne pouvais jamais manger comme les autres. Avec cette méthode, je peux vraiment dire que j'ai maigri tout en continuant de manger ce que j'aime ; j'adore le chocolat et j'en ai bien mangé ; le tout c'est de savoir compenser et j'ai bien appris à le faire. Moralité, j'ai perdu mes 10 kg de trop et maintenant, je mange de tout de façon raisonnable, sans reprendre de poids car j'ai acquis les bons réflexes. »

S. B. : « Au début, quand j'ai dû réfléchir aux causes de mon surpoids (je mange trop par rapport à mes dépenses caloriques) et à la nature de mon déclic, je me suis dit que je perdais du temps, mais je me suis vite rendu compte de mon erreur. C'est en ayant bien compris nos problèmes et en sachant bien ce que l'on veut, que l'on est vraiment efficace. Je vois bien la différence avec mes amies ; elles font le premier régime qui passe et ça dure quinze jours. Moi, j'ai fait ce travail au départ et non seulement j'ai l'impression de bien mieux connaître ce que je mange, mais je me sens beaucoup plus solide parce que j'ai une sacrée motivation et que je l'ai travaillée. Enfin une méthode intelligente qui nous en apprend beaucoup sur nous-mêmes et sur ce que l'on mange ! Moralité, j'ai bien maigri et maintenant je suis stable. »

J. M. V : « J'ai beaucoup aimé cette méthode, parce que c'est un tout. Je ne mangeais pas trop mal, mais surtout j'étais devenu très sédentaire. Comme la salle de sport, ce n'est pas trop ma passion, finalement j'ai découvert grâce à cette méthode que l'on pouvait brûler des calories autrement que par le sport. J'ai trouvé le moyen de marcher davantage dans ma vie privée et professionnelle ; j'ai repris le goût de bouger – au début c'était dur, parce que je me sentais lourd, puis en maigrissant, je me sentais devenir de plus en plus léger. Je me suis efforcé de mieux manger et de dormir davantage. Bref, j'ai tout revu et franchement, je suis vraiment très content. Sans me priver, je suis revenu à mon poids d'il y a cinq ans. C'était exactement ce que je voulais et j'ai la pêche ! »

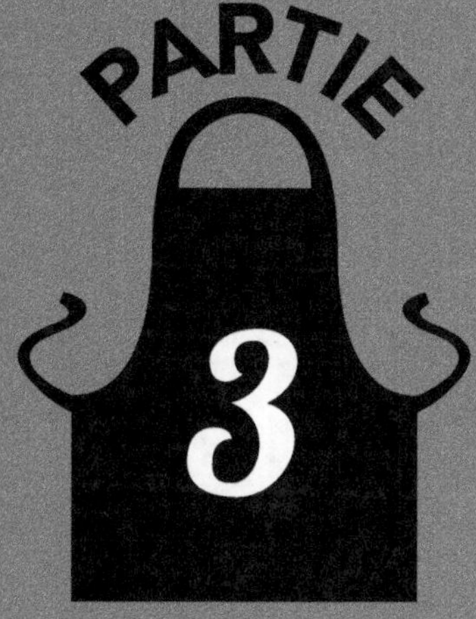

FICHES PRATIQUES :
mes astuces et conseils

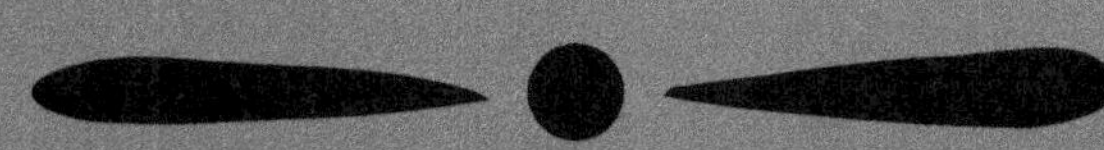

Si vous souffrez de diabète

- Mangez un peu de féculents (100 à 150 g) à chaque repas, en accompagnement des légumes, pour ne pas faire d'hypoglycémie.

- Ne sautez pas de repas : ils doivent être réguliers et complets avec entrée (crudités), plat avec légumes et un peu de féculents (ou de pain), 1 laitage et 1 fruit.

- Privilégiez les aliments ayant un index glycémique bas (IG < 50), mangez raisonnablement les aliments à IG moyen (entre 50 et 70) et évitez les aliments à IG élevé (> 70).

- Pour abaisser l'IG d'un aliment, associez-le à des fibres, par exemple des crudités. Prévoyez des crudités ou de la salade verte aux repas, ou un fruit ou du pain complet ou des céréales complètes au petit-déjeuner.

- Privilégiez les légumes secs, le riz complet, les pâtes complètes (IG < 50). Le riz nature ou les pâtes très cuites ont un IG beaucoup plus rapide. Les pommes de terre sont aussi hyperglycémiantes que le sucre !

- Ne mangez pas de sucre et de produits sucrés à jeun, mais éventuellement en toute petite quantité au dessert. Ainsi, à jeun pas de bonbons, biscuits, céréales raffinées, sodas, eaux aromatisées, sucre dans le café, crèmes desserts, yaourts aromatisés ou aux fruits, petits-suisses sucrés, compotes sucrées. Vous pouvez utiliser les édulcorants.

- Vous pouvez manger 2 ou 3 fruits par jour, ou boire un verre de jus de fruit. Évitez les fruits au sirop et les compotes sucrées.

- Pratiquez régulièrement une activité physique, voire du sport, car les muscles captent le glucose et vous aideront ainsi à mieux équilibrer votre diabète.

- En cas d'hypoglycémie, mangez 4 ou 5 morceaux de sucre — et cherchez-en la cause pour que cela ne se reproduise pas.

- Contrôlez votre glycémie avant les repas, et visez une HbA1C (tous les 3 mois) comprise entre 6,5 et 7 % (au maximum).

Si vous êtes en surpoids, en suivant ces conseils vous pouvez suivre les régimes à 1 200, 1 500 et 1 800 kcal sans problème ! En maigrissant, vous allez mieux équilibrer votre diabète et sans doute abaisser vos doses de médicament. Que des avantages !

Si vous avez du mauvais cholestérol

- **Mangez peu gras** dans le cadre de votre régime et, de plus, choisissez la nature des graisses.

- **Mangez le moins possible de graisses saturées** : mettez très peu de beurre sur votre pain ou remplacez-le par une margarine enrichie en phytostérols (cela peut aider à faire baisser votre taux de cholestérol) ou aux oméga 3 (c'est bon pour le cœur et les vaisseaux). Supprimez les sauces, les fritures, les produits gras de type biscuits apéritifs, la charcuterie, les gâteaux, les viennoiseries.

- **Privilégiez les viandes maigres** (et méfiez-vous du foie, très riche en cholestérol), mais mangez du poisson gras si vous le souhaitez. C'est même très bon pour vous, car le saumon, les sardines, le hareng et le maquereau sont très riches en oméga 3 (et en vitamine D). Régalez-vous de fruits de mer, ils sont savoureux et très peu caloriques !

- **Limitez-vous à 2 ou 3 œufs par semaine.**

- **Vous pouvez manger 1 part de fromage par jour** (il apporte du calcium) mais pas plus ! Choisissez vos laitages nature, 1/2 écrémés ou écrémés (pas de lait entier ni de dessert au lait entier).

- **Consommez peu d'huile et privilégiez l'huile d'olive et de colza,** bonnes pour le cœur et les vaisseaux. Évitez le saindoux, l'huile de palme, de coco, riches en graisses saturées.

En suivant ces conseils, vous pouvez suivre les régimes à 1 200, 1 500 et 1 800 kcal sans problème ! En maigrissant bien, vous baissez votre taux de mauvais cholestérol et augmentez votre taux de bon cholestérol – surtout si en plus de mieux manger, vous augmentez votre niveau d'activité physique.

Si vous avez de l'acide urique, des calculs et/ou des crises de goutte

- Évitez les repas copieux, trop gras, trop caloriques, et trop arrosés. Cela déclenche des crises de goutte.

- Évitez de manger des quantités trop importantes de viande (au-delà de 200 g par repas), riche en protéines – tout excès important de protéines augmente la production d'acide urique. Évitez aussi les abats et la gélatine (riches en purines, précurseurs de l'acide urique).

- Buvez au moins 1,5 litre d'eau par jour pour limiter les risques de calculs. Privilégiez les eaux gazeuses car le bicarbonate de sodium qu'elles contiennent dissous les calculs d'acide urique.

- Ne buvez pas de boissons alcoolisées car elles sont capables de déclencher une crise de goutte à la fin du repas.

En maigrissant bien, raisonnablement et de façon régulière, vous allez peu à peu baisser votre taux d'acide urique et diminuer les risques de calculs et de crise de goutte.

N'essayez pas de maigrir trop vite (plus de 6 à 7 kg/mois), car plus on maigrit vite, plus on fabrique des déchets azotés et donc de l'acide urique. Suivez donc bien les conseils des différentes étapes du régime, ni plus, ni moins.

Si vous avez de l'hypertension artérielle

- Ne dépassez pas 3 à 4 g de sel (chlorure de sodium) par jour (au lieu de 6 à 8 g). Vous n'êtes pas au régime sans sel, mais vous en baissez la consommation !

- N'ajoutez pas de sel dans vos plats, ni à la préparation, ni à la dégustation. Vous pouvez en revanche utiliser du faux sel (chlorure de potassium).

- Évitez tous les plats salés : charcuterie, plats industriels, fromage, biscuits apéritifs, assaisonnements industriels (moutarde, ketchup, sauce, mayonnaise, bouillon cube, vinaigrette), apéritifs (olives, pistaches salées, saucisses cocktails, chips), produits en conserve (ou alors rincez-les bien pour enlever la saumure), produits fumés (saumon fumé), fruits de mer (surtout l'huître). En moyenne, une part de produit salé apporte 2 g de sel !

- Utilisez éventuellement les produits sans sel : moutarde sans sel (entre autres pour la vinaigrette), jambon sans sel.

- Ne mangez pas de produits allégés en sel, car ils sont encore trop salés pour vous et vous serez tenté d'en manger deux fois plus.

- Vous pouvez manger 1 part de fromage par jour, en sachant que les deux fromages les moins salés sont le gruyère et le chèvre frais. Les deux plus salés sont le roquefort et la féta. Mangez sans problème des produits laitiers.

- Donnez du goût à vos plats avec l'ail (très bon pour baisser la tension), l'oignon, l'échalote, les herbes aromatiques et les épices (attention, il peut y avoir du sel dans le curry).

- Vous pouvez manger pain et biscottes normalement, mais si votre problème de tension s'aggrave, vous devrez passer au pain et aux biscottes sans sel ! Une baguette de pain apporte près de 3 g de sel.

- Vous pouvez aussi faire appel aux sels allégés : au lieu de contenir 100 % de chlorure de sodium, ils en contiennent souvent 2 ou 3 fois moins, le complément étant sous forme de chlorure de potassium au goût salé mais n'apportant pas de sodium. Attention toutefois à ne pas en mettre beaucoup, car vous finiriez par ne plus savoir où vous en êtes concernant l'apport de sodium.

En maigrissant bien, votre tension devrait baisser et également la dose de vos médicaments !

Si vous suivez une corticothérapie

- Mettez-vous spontanément à 1 500 kcal/jour (femme) ou à 1 800 kcal/jour (homme) en contrôlant votre consommation de gras, de sucre et de produits sucrés pour éviter de prendre du poids. Les corticoïdes favorisent en effet le dépôt de graisse au niveau du ventre et du thorax.

- Mettez-vous au régime « sans sel ». Ne dépassez pas 2 à 3 g de sel par jour.

- Ne mettez pas de sel dans vos plats, ni à la préparation, ni à la dégustation. Vous pouvez en revanche utiliser du faux sel (chlorure de potassium).

- Évitez tous les plats salés : charcuterie, plats industriels, fromage, biscuits apéritifs, assaisonnements industriels, apéritifs, produits en conserve (ou alors rincez-les bien pour enlever la saumure), produits fumés, fruits de mer (surtout l'huître). En moyenne, une part de produit salé apporte 2 g de sel !

- Utilisez éventuellement les produits sans sel : moutarde sans sel (entre autres pour la vinaigrette), jambon sans sel.

- Ne mangez pas de produits allégés en sel, car ils sont encore trop salés pour vous et vous serez tenté d'en manger deux fois plus.

- Ne mangez pas de fromage, mais consommez suffisamment de produits laitiers (au moins 3/jour) pour préserver vos os de la décalcification, fréquente avec les corticoïdes.

- Mangez des légumes, de petites quantités de féculents et 2 à 3 fruits par jour.

- Choisissez de préférence une eau plate riche en calcium et en magnésium (Contrex®, Hépar®) pour couvrir vos besoins en magnésium car les corticoïdes en augmentent l'élimination dans les urines.

- Donnez du goût à vos plats avec l'ail (très bon pour baisser la tension), l'oignon, l'échalote, les herbes aromatiques et les épices (attention, il peut y avoir du sel dans le curry).

- Mangez du pain et des biscottes sans sel, car une baguette de pain apporte près de 3 g de sel.

En somme, vous mangez varié, équilibré mais sans sel ! Ainsi, vous vous donnez toutes les chances d'éviter la prise de poids et la rétention d'eau.

Si vous avez trop de triglycérides

- Évitez le sucre, les produits sucrés et l'alcool.

- Évitez les produits riches en fructose (par exemple, les confitures allégées riches en fructose et le miel), car son excès augmente la fabrication de triglycérides par le foie.

- Mangez 2 ou 3 fruits par jour mais évitez ceux qui sont les plus sucrés comme la banane et l'ananas. Ne mangez pas de fruits au sirop, ni de compotes sucrées (faites-les vous-même, sans ajouter de sucre). Ne buvez pas plus d'un verre de jus de fruits par jour, à la place d'un fruit.

- Ne buvez ni sodas sucrés, ni eaux aromatisées sucrées, ni boissons alcoolisées. Buvez de l'eau, du café, du thé, des tisanes, des eaux aromatisées non sucrées. Éventuellement, un soda light de temps à autre.

En maigrissant bien, vous baissez votre taux de triglycérides, surtout si en plus de mieux manger, vous augmentez votre niveau d'activité physique.

Si vous aimez le fromage

Indépendamment de la très grande palette gustative que nos 1 000 fromages français nous proposent, ils ont une vraie et immense qualité nutritionnelle : leur richesse en calcium (surtout pour les fromages à pâte pressée cuite comme l'emmental, le comté, le beaufort et le parmesan).

Ils ont malheureusement un défaut (mais c'est aussi pour cela qu'on les aime) : ils sont gras ! Ils contiennent, en moyenne, 10 g de lipides par portion de 30 g (soit l'équivalent d'une petite plaquette de beurre). Il y a bien eu des tentatives de fromage allégé, mais disons-le clairement, ils ne sont pas vraiment appréciés des amateurs de fromage !

Alors quel compromis trouver quand on veut perdre du poids, sans sacrifier son rituel fromage ? J'ai des solutions à vous proposer :

- **Puisque le fromage est gras,** enlevez les autres sources de gras au repas ! Ne prenez pas de charcuterie, ni de plats en sauce et soyez modeste sur la vinaigrette des crudités.

- **Tous les fromages sont aussi gras les uns que les autres ;** donc variez-les et si vous mangez peu de laitages par ailleurs, autant privilégier les fromages à pâte dure (ce sont les rois du calcium) : une part de 30 g d'emmental apporte environ 300 mg de calcium soit 30 % de votre besoin quotidien en calcium !

- **Mangez surtout votre fromage au déjeuner** et un peu moins souvent le soir, car on stocke plus facilement les calories la nuit.

Repères quantitatifs

Pour que vous ayez une idée des quantités de gras à ne pas dépasser dans la journée, voici quelques repères : dans votre programme à 1 200 kcal et à 1 500 kcal par jour, les lipides ne doivent pas dépasser 30 % des calories, soit environ 40 à 50 g par jour, répartis entre les lipides des aliments (environ 20 g) et les lipides visibles (le beurre, la crème, les huiles, environ 20 g par jour).

Sachant qu'une portion de 30 g de fromage apporte 10 g de lipides, si vous voulez vous régaler de 2 portions de fromage par jour, il vous faudra ne prendre que des laitages totalement écrémés, des viandes très maigres (moins de 5 % de MG), et pas de produits de grignotage ni de fritures. Les cuissons se feront sans MG.

Mon conseil : *si vous mangez deux parts de fromage par jour, mangez encore moins gras par ailleurs pour ne pas dépasser les calories imparties : des laitages totalement sans MG (au lieu d'être au lait 1/2 écrémé), et pas d'écart sur les produits de grignotage, les plats en sauce et sur la charcuterie. Par ailleurs, mangez plutôt votre fromage au déjeuner que le soir.*

Si vous n'aimez pas avoir faim

Certaines personnes ne supportent pas d'avoir faim. Dès que la faim apparaît, elles éprouvent le besoin impérieux de la calmer et mangent plus qu'il ne faut. Voici mes conseils :

- Tout d'abord, il serait intéressant de savoir pourquoi vous ressentez une telle impatience à vouloir calmer votre faim. Pourrait-on parler de peur de manquer ? Y aurait-il une raison de nature psychologique à cela ? Ce serait intéressant d'en chercher la cause : durant votre enfance, vos parents vous auraient-ils habitué à vous donner à manger aux moindres pleurs ? N'auriez-vous pas tendance à calmer vos angoisses en mangeant ? Si vous pensez que je touche un point sensible, je vous conseille de vous faire aider d'un sophrologue ou de tester quelques séances d'hypnose.

- Pour éviter d'avoir faim entre les repas, veillez à faire des repas copieux et complets (avec pain ou féculents et au moins entrée-plat-dessert ou plat et 2 desserts). Un repas complet vous rassasie pendant environ 3 à 4 h.

- À chaque repas, mangez du pain ou un peu de féculents ; ils calent bien !

- Avez-vous remarqué que lorsque votre travail est intense, vous ne voyez pas le temps passer et vous ne ressentez pas la faim ? Donc, ne vous focalisez pas sur la sensation de faim et occupez-vous !

- Si vous avez faim, mangez ! Mais ne mangez pas n'importe quoi : le mieux est un fruit bien consistant et riche en fibres (l'idéal, c'est la pomme !) ; il va vous rassasier pendant 1 h environ.

- Faites une petite collation adaptée à votre programme minceur :
    - si vous avez faim en matinée parce que vous n'avez pas pris de petit-déjeuner, prenez 1 fruit et 2 ou 3 petits biscuits ;
    - si vous avez faim l'après-midi vers 16 h, mangez 1 fruit ; si jamais vous aviez très faim parce que vous avez trop peu mangé à midi, prenez des amandes, 1 fruit et 1 ou 2 petits biscuits. Veillez à faire un dîner bien équilibré avec légumes, laitage et fruit et dorénavant, mangez mieux à midi !

Apprenez à bien identifier vos sensations : vraie ou fausse faim ?

Est-ce de la faim ou de l'envie de manger ? La « vraie » faim se traduit par des borborygmes gastriques (vous avez l'estomac qui gargouille), une sensation de fatigue et presque mal au ventre. Votre corps appelle la nourriture et il déclenche des sécrétions digestives et des contractions gastriques et intestinales. Il est bon de manger, dans ce cas. La « fausse » faim est plutôt une sensation de manque ; vous avez envie de manger pour occuper le temps, pour calmer une angoisse, pour vous rassurer et vous faire du bien et dans ce cas, attention, les calories peuvent vite s'additionner ! Votre corps n'a pas besoin de manger, c'est votre âme !

Mon conseil : la faim est une sensation physiologique normale qui se manifeste environ toutes les quatre à cinq heures ; elle répond aux besoins du corps d'un approvisionnement régulier en nourriture, mais elle est aussi conditionnée par la vie culturelle et sociale. Je l'appelle « la faim physiologique ». Elle se contrôle, s'anticipe et se gère par des repas complets et une petite collation contrôlée. Mais il existe aussi « une faim psychologique », impulsive et non maîtrisée, préférentiellement orientée vers les produits sucrés, dont il importe de connaître la cause (souvent psychologique) pour mieux la gérer.

Si vous êtes intolérant au gluten

On peut être intolérant au gluten pour deux raisons : la première, parce que l'on souffre de la maladie cœliaque, la seconde parce que l'on est « simplement » sensible au gluten. Le diagnostic se fait par des examens absolument indispensables (recherche d'anticorps antitransglutaminases et biopsie du grêle). On ne fait pas soi-même son diagnostic d'intolérance au gluten, car les enjeux santé son trop importants.

Dans le cadre de la maladie cœliaque, la suppression du gluten doit être radicale et sévère et ce, pendant toute la vie. Dans la « sensibilité » au gluten, il faut supprimer les sources importantes de gluten, mais la consommation de traces de gluten n'est pas un problème.

- Les principes de l'alimentation sans gluten : **supprimer tous les produits contenant du blé, de l'orge et du seigle** (pain et tous les produits de panification, farines, pâtes, biscuits, gâteaux, crèmes avec farine…). Les remplacer par du pain sans gluten, pâtes sans gluten, biscuits et gâteaux sans gluten, galettes à la farine de sarrasin, pain de châtaigne, pain à la farine de maïs, céréales sans gluten, pommes de terre, riz, quinoa, maïzena.

- Dans le cadre du régime amaigrissant, que l'on soit intolérant au gluten ou pas, **l'amaigrissement est surtout obtenu par la baisse de la consommation de pain, féculents, biscuits, gâteaux.**

Exemple d'une journée sans gluten à 1 200 kcal :

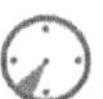 **Au petit-déjeuner**

40 g de pain sans gluten, légèrement beurré, 1 yaourt nature, 1 fruit frais, café ou thé.

 **Au déjeuner**

1 part de viande (maigre) ou de poisson (ou 2 œufs), avec une assiette généreuse de légumes et 2 c. à soupe de riz, fromage blanc, fruit frais.

 **L'après-midi**

2 à 3 petits biscuits sans gluten, 1 fruit frais.

 **Le soir au dîner**

1 part de viande ou poisson ou 2 œufs, avec une assiette généreuse de légumes, 1 yaourt nature, 2 carrés de chocolat.

Les produits sans gluten sont-ils moins caloriques ?

Non, car la farine de blé (de seigle ou d'orge) a été remplacée par une autre farine (de riz, de maïs, de châtaigne) qui contient autant de protéines et de glucides et donc autant de calories. C'est la nature des protéines qui change ; elles sont différentes des protéines du gluten et ne provoquent donc plus de réactions inflammatoires au niveau de l'intestin grêle chez ceux et celles qui y sont prédisposées (génétiquement).

Si vous êtes enceinte

Si vous voyez que vous avez tendance à prendre un peu trop de poids, ne vous mettez surtout pas au régime amaigrissant restrictif pour essayer de maigrir très vite. En effet, cela provoquerait des carences et votre bébé « trinquerait ». Toutefois, vous pouvez suivre quelques règles pour éviter de terminer votre grossesse en surpoids.

- **Contrôlez le gras en évitant de trop en manger** (pas de sauces, cuissons au four et au gril) et en supprimant les aliments gras (charcuterie, viennoiserie, biscuits, gâteaux – juste une part de fromage par jour).

- **Contrôlez le sucre en évitant d'ajouter du sucre** dans votre café, thé et vos yaourts, et en évitant certains produits comme les bonbons, les biscuits et gâteaux, glaces, la confiture et le miel (pas plus de 1 c. à soupe par jour). Mais faites-vous néanmoins plaisir chaque jour avec 2 ou 3 carrés de chocolat..

- **Veillez à manger de tout en quantités suffisantes** pour ne pas avoir de carences : viande grillée, poisson, œufs, légumes, un peu de féculents et de pain, laitages et fruits.

- **Buvez de l'eau,** évitez les sodas, qu'ils soient sucrés ou light, et interdisez-vous toute boisson alcoolisée ; ce n'est pas bon pour le cerveau de votre enfant.

- **Évitez le thé et le café,** car votre bébé ne sait pas métaboliser la caféine : il s'en intoxique donc très vite.

Ainsi, en mangeant simplement équilibré mais contrôlé en gras et en sucre, et sans alcool, vous surveillez mieux votre poids tout en apportant à votre bébé tout ce dont il a besoin.

Si vous êtes végétarien

Être végétarien suppose de ne manger ni viande (et ses dérivés) ni poisson (sauf pour certains types de végétariens). Les protéines viennent donc surtout des œufs, des produits laitiers, des féculents et produits céréaliers, des légumes secs.

- **Prévoyez un produit laitier à tous les repas ou collations :** yaourt nature, fromage blanc à 0 % de MG (voire à 20 % de MG, mais en quantité moindre) ou avec une pointe de confiture ou de miel. Vous pouvez manger 500 g de fromage blanc à 0 % de MG par jour ; cela ne vous apporte que des protéines (7 à 8 % soit 35 à 40 g de protéines l'équivalent de 2 steaks de 100 g chacun !) et relativement peu de calories. Si vous les trouvez un peu austères nature, mangez vos yaourts et fromages blancs avec vos 3 fruits de la journée coupés en morceaux. Reste aussi la solution des édulcorants.

- **Si vous ne prenez pas de produits laitiers,** prenez des « laits » végétaux à condition qu'ils soient enrichis en calcium. Un grand verre de jus de soja (300 ml) enrichi en calcium vous apporte environ 10 g de protéines (10 à 15 % de votre besoin quotidien) et 350 mg de calcium (30 % de votre besoin quotidien) ! Donc buvez-en le matin au petit-déjeuner et en collation dans l'après-midi. Attention, les autres jus végétaux ne sont pas toujours enrichis en calcium ; vous risqueriez dans ce cas de manquer de calcium, à moins de boire tous les jours 1,5 litre d'une eau minérale riche en calcium (Contrex®, Hepar® et Courmayeur® contiennent environ 500 mg de calcium par litre).

- **Les œufs sont les meilleures sources de protéines alimentaires.** La consommation de 2 œufs vous apporte environ 12 g de protéines (l'équivalent de 1/2 steak) et 25 à 100 % de 9 vitamines sur 13, mais aussi du fer et de l'iode. Un aliment exceptionnel ! Vous pouvez en manger tous les jours et rassurez-vous, cela ne fera pas augmenter votre taux de mauvais cholestérol (sauf si celui-ci est déjà augmenté). Donc, savourez les œufs aussi bien en plat principal avec les légumes, qu'en accompagnement de salades composées, ou même pour caler la faim de l'après-midi. Un œuf vous apporte environ 70 kcal et 6 g de protéines.

- **Les autres sources potentielles de protéines, peu caloriques :**
  - Le steak de soja : il contient environ 16 à 17 g de protéines par steak de 100 g et 160 kcal. Les protéines de soja ont une très bonne valeur nutritionnelle !
  - Le surimi : composé de chair de poisson, de blanc d'œuf, de fécule de pommes de terre et d'huile de colza, il est peu calorique et contient surtout des protéines (environ 8 à 10 %) : un bâtonnet

de surimi (20 g) vous apporte environ 2 g de protéines et 20 kcal. Un ajout intéressant dans les salades composées ou en apéritif.

- **Les légumes secs** : de tous les féculents, ce sont les plus riches en protéines : ils en contiennent 8 à 10 % et donc, en complément de vos légumes (au moins 200 g), une petite assiette de 100 à 150 g de lentilles, flageolets, haricots blancs… vous apporte entre 8 et 15 g de protéines (et 100 à 150 kcal), mais aussi beaucoup de fibres, des minéraux et des vitamines du groupe B. Sachez que les légumes secs contiennent 3 à 4 fois plus de protéines que le riz, les pâtes, les pommes de terre ; au demeurant, ce sont des protéines végétales atypiques ; elles ressemblent beaucoup aux protéines animales. Ce n'est pas pour rien que les légumes secs composent la base de l'alimentation des végétariens et végétaliens.

Exemple d'une journée végétarienne à 1 200 kcal :

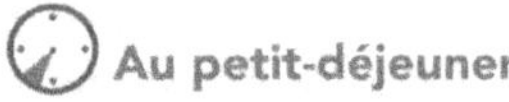 **Au petit-déjeuner**

Café ou thé, 1 grand verre de lait ou de jus de soja enrichi en calcium, 40 g de pain aux céréales légèrement beurré, 1 fruit de saison ou 1 petit verre de jus de fruit.

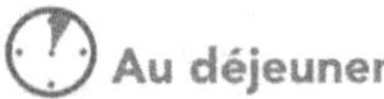 **Au déjeuner**

Omelette (2 œufs) généreusement accompagnée de légumes et d'un peu de légumes secs (lentilles ou autres), 1 yaourt nature (ou au soja), 1 fruit de saison.

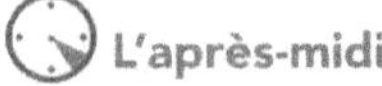 **L'après-midi**

1 poignée d'amandes et éventuellement 1 fruit de saison.

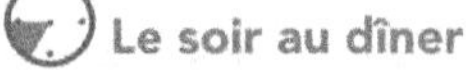 **Le soir au dîner**

1 steak de soja, des légumes, 1 fromage blanc à 0 % de MG (ou yaourt de soja). En cas d'envie, 1 à 2 carrés de chocolat.

Si vous avez un petit budget

Le prix des légumes et des fruits s'est envolé ; même les pommes et les oranges sont à plus de 2 €/kg ! Quant à la viande et au poisson, ils sont en moyenne à 20 €/kg ! De quoi affoler quand on contrôle son budget. Néanmoins, je vais vous donner des conseils qui vous permettront de ne pas dépasser 5 € par repas :

- **Les viandes** : le steak haché reste raisonnable, tout comme la viande de volaille et le lapin. Il vous coûtera moins cher d'acheter un poulet entier que d'acheter des aiguillettes ou des cuisses de poulet emballées séparément. Prenez aussi du jambon, mais à la coupe il est plus cher. Les abats ont de grandes qualités nutritionnelles (ils sont maigres et riches en fer et en protéines) : vous pouvez avoir de bons prix sur le foie, le cœur et les tripes. Quant à la charcuterie, de toute façon, vous en mangez très peu.

- **Le poisson et les fruits de mer** : le poisson frais est cher, mais soyez à l'affût des promotions du jour ; il y en a souvent à 10 ou 15 €/kg. Le poisson surgelé est moins cher que le poisson frais ; il en a conservé toutes les valeurs nutritionnelles car les vitamines ne souffrent pas du froid. Mais le meilleur rapport/qualité prix est sans aucun doute celui des poissons en conserve (12-15€/kg) tels que sardines, maquereaux, thon et saumon. Pour moins de 1,50 €, vous avez 100 g de sardines, riches en protéines, en oméga 3 et en vitamine D (égouttez-les pour enlever l'huile) ! Il en est de même pour le thon. Quant aux fruits de mer, si les huîtres sont chères, les moules le sont beaucoup moins (environ 4 à 5 €/kg) ; elles sont peu caloriques, riches en protéines et en fer !

- **Les œufs** : sans conteste, le meilleur rapport/qualité, prix (20 à 30 cts pièce). Sachez que 2 œufs vous apportent autant de protéines qu'un petit steak de 50 g. Si vous aimez manger des œufs, ne vous en privez pas ; cela ne fait pas monter le taux de mauvais cholestérol et c'est bien pour le porte-monnaie !

- **Les produits laitiers** : prenez du lait tout simple et non pas de marque avec toute sorte de supplémentation ; de même pour les yaourts nature et les fromages blancs allégés. Les versions les plus simples et les moins chères ont la même valeur nutritionnelle que les autres. Quant au fromage, il est plus cher à la coupe.

- **Les fruits et légumes** : consommez ceux de la saison. Les légumes en conserve ou surgelés sont moins chers et, dans l'assiette, vous aurez les mêmes valeurs nutritionnelles. Le prix n'est pas proportionnel à la qualité nutritionnelle ! Les jus de fruits en bouteille sont moins chers que les fruits pressés.

- **Le pain, les féculents, les produits céréaliers :** ils sont tous d'un coût modique, aussi variez entre les différents pains, le riz, les pâtes, les légumes secs, les pommes de terre…

- **L'eau du robinet est la moins chère,** mais elle n'est pas aussi pure en goût que les eaux de source ou minérales ! Ne dépensez pas votre argent en boissons sucrées ni même édulcorées. Si vous voulez donner du goût à votre eau, mettez-y une rondelle de citron ou quelques feuilles de menthe.

Exemple d'une journée à 1 200 kcal petit budget :

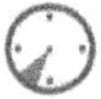 **Au petit-déjeuner**

Café ou thé, 1 yaourt nature, 40 g de pain légèrement beurré, 1 verre de jus de fruit (bouteille).

 **Au déjeuner**

Omelette, légumes de saison (conserve, frais ou surgelés), 30 g de pain, 100 g de fromage blanc 0 % MG, 1 fruit de saison.

 **En collation l'après-midi**

1 fruit de saison ou 1 compote maison sans sucre ajouté.

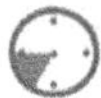 **Le soir au dîner**

1 potage de légumes fait maison, 1 tranche de jambon, 1 yaourt nature, 1 fruit de saison, 2 carrés de chocolat.

Je milite pour que vous soyez au courant de ce que contiennent vos aliments afin d'avoir le plaisir de les varier, de les intégrer dans votre quotidien, et de jouer avec les équivalences pour vous régaler sans restriction ni culpabilisation.

Même quand on veut maigrir, on peut manger un peu de sucre, de gras, de féculents, de pain ; le tout est de savoir en quelles quantités et sous quelle forme.

Je vous emmène donc découvrir les différentes familles d'aliments en vous donnant les informations essentielles ! Le plaisir, la gourmandise et les petites surprises sont au cœur de mon discours.

Les viandes, volailles, abats et charcuteries

Les viandes et volailles

Si vous aimez manger de la viande, continuez. Pour laisser un peu de place au poisson et aux œufs, mangez-en par exemple un jour sur deux. Variez les morceaux en alternant viandes rouges (bœuf, agneau et pourquoi pas cheval) et viandes blanches (veau, porc). La plupart des viandes sont maigres (< 10 % de MG ou lipides) ; celles qui sont grasses sont soit persillées (comme l'entrecôte, 15 à 20 % de MG), soit entourées de graisse que l'on peut facilement enlever (côtes d'agneau, côtes de porc, bas morceaux). Pour le steak haché, privilégiez ceux qui n'ont que 5 % de MG.

Quant au poulet, à la dinde, au lapin, ce sont des viandes riches en protéines et très maigres. Le filet de dinde est à juste titre un grand classique des régimes, à condition de ne pas s'en lasser et de lui donner du goût (voir « Mes recettes allégées », p. 181). Je vous conseille aussi de varier vos recettes en alternant dinde, poulet et lapin. Il n'est rien de pire que de manger toujours la même chose !

- **Quelle portion ?** En moyenne, une portion de viande ou de volaille fait 100 à 150 g. Le steak haché sous vide pèse environ 80 g. Vous prendrez vite l'habitude d'évaluer au coup d'œil la portion raisonnable de viande (au vu du poids indiqué sur l'étiquette ou en l'ayant pesée une fois pour vous faire votre idée). Ne pesez surtout pas systématiquement votre viande avant chaque repas… Mangez à votre faim, et si vous vous êtes régalé d'une belle pièce de bœuf, vous ne mangerez pas de viande le soir.

- Quelle cuisson ? Le plus souvent au gril, au four, à la plancha, en poêle antiadhésive. Évitez les plats en sauce et si vous devez vous régaler d'un bon bœuf bourguignon parce que vous êtes invité, évitez le fromage, ne vous resservez pas deux fois de gâteau… et au repas suivant, vous mangerez léger.

- Et si vous n'aimez pas la viande ? Pas de problème. On peut très bien s'en passer. Dans ce cas, mangez du poisson et des œufs ; ils apportent également de très bonnes protéines, du fer et des vitamines.

- Quel budget ? Le bœuf et l'agneau sont les viandes les plus chères – le steak haché reste la viande de bœuf la plus économique. Roti de porc, côte de porc (enlevez le gras qui est autour), escalope de veau sont abordables. Les volailles et le lapin sont encore moins chers.

Les abats

Qu'il s'agisse du foie, du cœur de bœuf ou des rognons, ils ont des qualités nutritionnelles exceptionnelles : ils sont maigres (< 5 % de MG), riches en protéines (> 20 % de protéines, comme la viande) et exceptionnellement riches en fer et en vitamines du groupe B. Une tranche de foie couvre votre besoin quotidien en fer (6 à 15 mg de fer/100 g) ! La tête de veau est en moyenne 5 fois plus grasse que les autres abats à cause des morceaux de langue ; le cartilage n'est pas gras. Le problème, c'est la sauce !

- **Quelle portion ?** Entre 100 et 150 g, soit par exemple une belle tranche de foie.

- **Quelle cuisson ?** Le foie se cuit à la poêle avec un peu de beurre et d'huile ; épongez-le un peu avec un papier absorbant avant de le savourer. Les rognons se grillent très bien et le cœur de bœuf est excellent mijoté avec des carottes et des oignons.

- **Et si vous n'aimez pas les abats ?** Dommage, car c'est la meilleure source de fer d'origine alimentaire ; un atout précieux pour les femmes dont on sait que 63 % ont un déficit en fer.

- **Quel budget ?** Le foie d'agneau est très cher ; celui de veau ou de génisse, moins. Le cœur et les rognons sont à un prix très raisonnables car les acheteurs sont peu nombreux !

Les charcuteries

Vous savez qu'elles sont grasses, mais elles n'ont pas toutes la même valeur nutritionnelle.

Les saucissons, saucisses et pâtés affichent 30 à 35 % de MG. En somme, quand vous prenez 3 à 4 belles tranches de saucisson ou 1 grosse tranche de pâté à étaler sur le pain, cela représente l'équivalent en gras de 10 g de beurre ou de 1 cuillère à soupe d'huile ! La charcuterie la plus grasse ? Les rillettes ! Avec 40 % de MG, elles cartonnent ! Mais si vous craquez un jour en apéritif, avec des rillettes sur du bon pain frais, ne vous inquiétez pas. Vous ne mangerez rien de gras au dîner (ni sauce, ni vinaigrette et vous remplacerez le fromage par un yaourt).

Les charcuteries les moins grasses sont le jambon cuit (< 5 % de MG), le bacon maigre (3 % de MG – excellent pour les brunchs) et même le jambon cru (11 % de MG). Au demeurant, les tranches sont très fines et il vous est facile d'enlever le gras autour. Les viandes séchées (de type viande des grisons) sont maigres.

Les poissons et fruits de mer

Les poissons

Excellents pour la santé car, en plus d'excellentes protéines, ils apportent plein de bonnes choses que vous ne trouvez pas ou peu ailleurs : des oméga 3 et de la vitamine D pour les poissons gras (saumon, hareng, maquereau, sardines), des oligoéléments de type iode (20 % de la population française en manque), zinc et sélénium (excellents antioxydants).

- **Quelle portion ?** Un beau filet de poisson, au moins 2 ou 3 fois par semaine.

- **Quelle cuisson ?** En court-bouillon, au four, en papillote, à la vapeur. Évitez les poissons frits et surtout le poisson pané (il peut contenir 5 à 10 fois plus de graisses que le poisson nature).

- **Quel budget ?** Le poisson surgelé est en moyenne 2 fois moins cher que le poisson frais. Les qualités nutritionnelles ne sont pas dégradées par la congélation. Quant aux poissons en conserve (sardines, maquereaux), au coût très modique, ils ont aussi gardé leurs protéines, leur vitamine D et leurs oméga 3.

- **Quels poissons ?** Variez-les, et mangez-les froids ou cuits, accompagnés de légumes et d'un peu de féculents. Pour leur apport en oméga 3 et en vitamine D, je ne peux que vous encourager à manger des poissons gras 1 à 2 fois par semaine, au minimum : du saumon (en darne ou fumé, mais n'en abusez pas car c'est très salé), du maquereau (frais ou en conserve), du hareng, et mon petit préféré : les sardines !

LA SARDINE A TOUT BON

Quel poisson extraordinaire que la sardine ! Avec seulement 4 à 5 petites sardines en conserve (de préférence à l'huile d'olive ou de colza), vous couvrez votre besoin quotidien en vitamine D et en oméga 3, ainsi que la moitié de votre besoin quotidien en calcium (grâce aux petites arêtes suffisamment fondantes pour être mangées) ! Au prix où est le poisson frais, quel bonheur de profiter des qualités exceptionnelles d'un poisson pour seulement 1 à 1,5 € /100 g.

Vous les égouttez bien et les dégustez avec un filet de citron sur un peu de pain frais et des tomates cerises. Relativement peu de calories pour un plat principal (moins de 300 kcal), beaucoup de saveurs et de qualités nutritionnelles ! Vous pouvez aussi les essayer fraîches, au barbecue ou sur le gril, mais prévoyez de bien aérer la pièce !

- **N'oublions pas non plus le thon,** frais ou en conserve, grand classique des salades composées ; c'est l'un des poissons les plus riches en protéines (20 à 25 % *vs* 15 à 20 % pour la plupart des poissons), raison pour laquelle il est compact et rassasiant. En conserve, prenez-le nature.

- **Quant au surimi,** dont la recette comprend filets de poisson, fécule de pommes de terre, blanc d'œuf et un peu d'huile de colza, le tout roulé dans du paprika, comptez environ 20 kcal par bâtonnet. Vous pouvez en mettre dans vos salades composées.

- **En revanche, sachez que le tarama est très gras** (autant que les rillettes). Quant aux œufs de lump, ils sont surtout très salés et donc à consommer avec modération.

Les fruits de mer

Je vous les recommande vivement, même s'ils sont chers, car ils sont les seuls à vous apporter autant d'oligoéléments comme l'iode, le zinc et le sélénium – le tout pour très peu de calories !

Pour moins de 100 kcal, vous avez au choix une dizaine d'huîtres, une belle assiette de moules (aussi riches en fer que le foie), un crabe entier, 100 g de crevettes et autant de bigorneaux que vous voulez, un assortiment de 3 à 4 noix de Saint-Jacques… Donc ne vous en privez pas ! Il est démontré que les populations qui ont le meilleur statut en iode (indispensable au bon fonctionnement de la thyroïde) sont celles qui vivent en bord de mer. Pourquoi ? Parce qu'elles mangent régulièrement du poisson et des fruits de mer.

Les œufs

Le meilleur rapport qualité/prix de tous les aliments ! Les œufs sont des concentrés de protéines (les plus équilibrées de toutes les protéines alimentaires), de fer, de zinc, d'iode, de vitamines du groupe A, B, D, E et K. Le tout dans un univers clos sous coquille, restant intact pendant un mois après sa ponte ! En mangeant 2 œufs, vous couvrez 20 à 100 % de votre besoin en 9 vitamines (sur les 13 de la journée) et 20 à 30 % de votre besoin en phosphore, fer, iode et sélénium, le tout pour seulement 150 kcal. Prodigieux !

Et ne vous inquiétez pas de son taux de cholestérol ; certes son jaune en est riche (200 mg par jaune, pour un besoin quotidien de 1 g de cholestérol), mais cela ne fait pas monter le taux de cholestérol dans le sang. On ne l'interdit même plus en cas d'excès de mauvais cholestérol.

Alors, faites-vous plaisir ! L'œuf est, à juste titre, un grand classique des régimes : il est très rassasiant (surtout l'œuf dur), facile à cuisiner (en omelette, à la coque, dur, brouillé) et complète très bien les salades composées.

Mon conseil pour le brunch du dimanche matin... Vous pouvez faire un petit-déjeuner brunch raisonnablement calorique avec 2 œufs brouillés ou en omelette (vous pouvez mettre un peu de crème fraîche à 8 ou 15 % de MG), du bacon maigre (3 % de MG), 1 belle tranche de pain grillé, 1 yaourt nature, 1 fruit ou 1 jus de fruit.

Les produits laitiers et les fromages

Le lait

Injustement attaqué ces dernières années, le lait est pourtant le premier aliment de notre vie. Il apporte les protéines et le calcium dont l'enfant a besoin pour sa croissance. L'adulte a également besoin de calcium pour entretenir la solidité de ses os, et aucun autre aliment ne peut mieux le faire que le lait et les produits laitiers.

Bien sûr, mon propos n'est pas de vous forcer à en consommer si vous n'en aimez pas le goût ou le digérez mal, mais si vous aimez en boire, faites-vous plaisir, cela ne vous fera que du bien.

Le lait demi-écrémé (il n'est pas nécessaire de passer au lait écrémé) ne contient que 1,5 % de MG ; vous pouvez donc en boire 1 bol ou 1 verre sans apport important de lipides. Dans un régime à 1 200 kcal, vous pouvez consommer chaque jour 40 g de lipides ; votre bol de lait 1/2 écrémé ne vous en apporte que 3 à 4 g !

En revanche, attention aux laits aromatisés ; ils contiennent 2 morceaux de sucre par briquette de 25 cl. Si vous les aimez, n'en buvez pas plus d'une briquette par jour.

Repères quantitatifs

Un bol de lait vous apporte 300 mg de calcium soit 30 % de votre besoin quotidien en calcium ; de plus, il est riche en protéines : 10 à 15 g par bol, soit environ 1/4 de votre besoin quotidien en protéines.

Si vous êtes intolérant au lactose et si vous digérez mal même un petit verre de lait, achetez dans ce cas du lait délactosé ; il a la même composition nutritionnelle qu'un lait classique mais son lactose a été digéré par une lactase ajoutée au produit.

En somme, le lait, c'est du calcium, des protéines, et peu de gras : ne vous en privez pas !

Les yaourts

Des produits exceptionnels ! Non seulement ils sont riches en calcium (200 mg par pot soit 1/4 de votre besoin quotidien en calcium), en protéines (entre 5 et 7 g par pot, pour un besoin quotidien de 60 à 70 g de protéines), et en vitamines du groupe B (surtout en B2), mais ils sont aussi les seuls à être capables d'enrichir votre flore intestinale avec tous leurs ferments lactiques vivants : 10 milliards par pot ! Certes, 80 % ne supporteront pas l'acidité naturelle de votre estomac, mais 20 % de 10 milliards cela fait tout de même 2 milliards de bonnes bactéries (lactobacilles, bifidobactéries…) qui s'ajouteront à celles de votre flore, pour son équilibre et son efficacité. Raison d'ailleurs pour laquelle veillez bien à manger au moins 2 à 3 yaourts par jour, surtout en cas de diarrhée.

> ## À NE PAS CONFONDRE AVEC LES DESSERTS LACTÉS !
>
> Les œufs au lait, les riz au lait, les crèmes caramel, les semoules au lait, les flans… ne sont pas des yaourts. Certes, ils contiennent un peu de lait, mais surtout du sucre et autres ingrédients. Ils sont le plus souvent pauvres en calcium. Ce sont avant tout des produits plaisir qu'il faut considérer comme un extra ponctuel et non comme un produit laitier quotidien.

Si vous êtes intolérant au lactose, cela ne vous empêche pas de manger des yaourts, car les ferments qu'ils contiennent sécrètent naturellement une lactase qui digère le lactose du lait. Voilà pourquoi les yaourts sont toujours très bien digérés.

Mangez 2 ou 3 yaourts nature, maigres et/ou édulcorés par jour. Ils vous apporteront beaucoup de ferments vivants utiles à votre flore, des protéines rassasiantes, du calcium pour vos os et des vitamines du groupe B, pour peu de calories (entre 50 et 80 kcal par pot). Si vous ne les aimez pas, mangez du fromage blanc à 0 % de MG (ou à 20 % de MG, qui vous apportera 50 kcal de plus par portion de 100 g).

Question gras, sucre et calories, faisons le point car le rayon des yaourts s'est considérablement développé et il n'est pas facile de s'y retrouver.

Le yaourt nature

Il est fait avec du lait 1/2 écrémé. Il est le référent de la gamme : peu gras (seulement 2 g de lipides par pot), non sucré et naturellement riche en calcium (200 mg de calcium par pot), en vitamine B2 et en protéines (5 à 7 g par pot). Il vous apporte environ 70 kcal par pot. Il est présent dans mes trois régimes.

Le yaourt à 0 % de MG

Il est fait avec du lait écrémé : il contient autant de calcium, de protéines, de lactose et de vitamines du groupe B que le yaourt nature. Il ne contient pas de matières grasses, c'est pourquoi il est un peu moins calorique : environ 50 kcal par pot. Mais il est souvent moins savoureux que le yaourt nature pour un gain de seulement 20 kcal.

Le yaourt au lait entier

Il est fait avec du lait entier, avec parfois un ajout de crème pour le rendre encore plus onctueux. Il a les mêmes qualités nutritionnelles que les autres ; il est simplement plus gras (2 fois plus que le yaourt nature) : il contient près de 5 g de lipides par pot, et 55 kcal de plus. Un pot de yaourt au lait entier apporte près de 100 kcal ; si, en plus, il est aromatisé (vanille, fraise, chocolat) ou aux fruits, ajoutez 2 morceaux de sucre et 40 kcal, soit un total de près de 150 kcal par pot. Le double d'un yaourt nature ! Très savoureux, mais aussi très calorique !

Le yaourt aux fruits ou aromatisé

C'est un yaourt onctueux, un peu plus gras que le yaourt nature, très sucré (même quand il contient des fruits) et un peu moins riche en calcium que les autres ; il contient l'équivalent de 2 morceaux de sucre par pot. Dans le cadre d'un régime à 1 200 ou 1 500 kcal, il ne faudrait pas en manger plus d'un par jour (il vous apporterait alors la quantité de sucre à ne pas dépasser sur la journée !). Pour changer un peu du yaourt nature, vous pouvez acheter les yaourts aux fruits ou aromatisés à 0 % de MG édulcorés (le sucre est remplacé par un édulcorant).

Le yaourt « à la grecque »

C'est en réalité plus un fromage blanc qu'un yaourt ; il contient très peu de ferments et est surtout très gras : pratiquement 10 g par pot. Donc à manger du bout des lèvres.

COMMENT LIRE LES ÉTIQUETTES

Regardez bien l'étiquette ; un yaourt peu gras doit contenir moins de 5 g de lipides pour 100 g – et peu sucré, moins de 10 g de glucides pour 100 g (dont 5 g de lactose naturellement présent dans le yaourt, le reste étant du sucre ajouté). Raisonnablement calorique, il doit vous apporter moins de 100 kcal par pot.

Les fromages blancs

Ils sont très souvent recommandés dans les régimes (à condition d'être maigres) car ils sont plus riches en protéines que les yaourts (quasiment 2 fois plus) et donc plus rassasiants. C'est ce qui fait leur force. Les petits pots de fromage blanc vendus dans le commerce pèsent 100 g dont 10 g de protéines et environ 50 kcal (pour le fromage blanc maigre). Je vous conseille, si vous voulez vraiment ressentir son effet rassasiant, de vous servir à chaque fois un bol de 200 g. Il vous apportera alors quasiment 20 g de protéines (autant qu'un steak) et 100 kcal (mais ce sont des calories utiles, non apportées par le gras et le sucre).

- **Petits-suisses et fromages blancs** : des cousins très proches. La recette de fabrication change et les produits sont très proches sur le plan nutritionnel : assez compacts et rassasiants car riches en protéines ; les petits-suisses ont des teneurs en lipides variables – de 0 à 40 % de MG.

- **Les fromages blancs aromatisés** contiennent en moyenne 2 morceaux de sucre par pot ; ils sont donc à éviter dans le cadre de votre régime, surtout s'il s'agit du programme à 1 200 kcal et à 1 500 kcal.

COMMENT LIRE LES ÉTIQUETTES

Heureusement pour vous, les chiffres de 20 % et de 40 % de MG ne signifient pas que dans 100 g de fromage blanc, vous ayez 20 g et 40 g de lipides. En réalité, ces pourcentages s'expriment par rapport à la matière sèche du produit qui ne représente que 15 % du poids du produit (les 85 % restants sont de l'eau). Donc, dans un fromage blanc à 20 % de MG, il y a 20 % de 15 g de matière sèche, soit 3 g de lipides dans 100 g de produit – et 6 g/100 g pour un fromage blanc à 40 % de MG. Aujourd'hui, le fabricant indique les 2 chiffres : par rapport à la matière sèche (0 % de MG, 20 % et 40 %) et par rapport au produit fini (0 g, 3 g et 6 g de lipides/100 g).

Attention aux fromages blancs de type Fjord ; ils échappent à cette réglementation et quand ils affichent 10 % de MG, c'est vraiment 10 g de lipides/100 g de produit ; c'est très gras (cela correspond à un fromage blanc à 60 % de MG) !

En conclusion, manger du fromage blanc à 0 % de MG (éventuellement à 20 % de MG, mais il faudra en manger moins) dans le cadre d'un régime est très utile, tout au long de la journée : le matin au petit-déjeuner avec un fruit coupé en morceaux, en dessert, ou en collation pour rassasier une faim naissante. Maigre, il apporte surtout des protéines, mais aussi du calcium.

FROMAGE BLANC VS YAOURT

Il a un goût plus onctueux, moins acide, contient quasiment deux fois plus de protéines (il est donc plus rassasiant) mais un peu moins de calcium (100 mg/100 g *vs* 150 mg/100 g) – et très peu de ferments (il n'agit donc pas sur la flore). C'est donc une excellente alternative et cela permet de varier les laitages !

Les fromages

Tous les fromages sont aussi gras les uns que les autres : en moyenne, 1 part de 30 g (1/8 de camembert) apporte 10 g de lipides soit l'équivalent d'une petite plaquette de beurre de 10 g.

Mais il peut être une source formidable de calcium. Les fromages les plus riches en calcium sont les pâtes pressées cuites de type gruyère, comté, emmental, beaufort ; elles contiennent en moyenne 1 000 à 1 200 mg de calcium/100 g soit environ 300 mg par portion de 30 g (30 % de votre besoin quotidien). Les fromages de chèvre frais n'en contiennent que 100 mg/100 g soit environ 30 mg de calcium par portion de 30 g, soit 10 fois moins ! Entre les deux, se situe notre camembert national (500 mg/100 g) ! La plupart des fromages se situent entre 400 et 700 mg de calcium/100 g.

Mon conseil : *En France nous aimons manger du fromage ! Et il est encore meilleur à la fin d'un repas avec du bon pain frais et un petit verre de bon vin rouge. Je comprends que l'idée de s'en priver soit assez difficile. Aussi, j'ai une bonne nouvelle pour vous : si c'est votre péché mignon du soir, adaptez le reste de votre repas pour qu'il ne dépasse pas les calories imparties : 1 tranche de pain, 1 part de camembert et 1 verre de vin vous apportent environ 350 kcal.*

Dans le programme à 1 200 kcal, votre dîner ne doit pas, idéalement, dépasser 400 kcal. Il vous reste à manger l'équivalent d'une belle assiette de légumes !

Dans le programme à 1 500 kcal, le dîner peut atteindre 500 kcal, vous pouvez donc manger une petite part de viande ou de poisson (sans sauce) accompagnée d'une belle assiette de légumes.

Les matières grasses

Elles sont nombreuses et variées dans leurs compositions. Faisons le point sur l'essentiel.

Le beurre

Il contient 86 % de lipides et 14 % d'eau. L'essentiel de ses graisses sont saturées et il est riche en vitamine A, surtout quand il est bien jaune (le beurre breton ou normand). Dans une alimentation équilibrée, vous pouvez en consommer chaque jour 20 g environ. Il faut éviter de le cuire (ou alors avec un peu d'huile, pour éviter qu'il noircisse). Savourez-le cru sur du pain frais ou dans des pâtes.

Mon conseil : *Dans le 1 200 kcal : entre 5 et 10 g par jour ; dans le 1 500 kcal : environ 10 g par jour ; dans le 1 800 kcal : entre 10 et 15 g par jour. Il existe du beurre allégé (41 % MG).*

La margarine

Elle contient 86 % de lipides et 14 % d'eau, comme le beurre. Seule la nature des graisses change :
- quand elle est faite majoritairement avec de l'huile de tournesol, elle contient surtout des oméga 6 (point trop n'en faut) ;
- quand elle est faite majoritairement avec de l'huile de colza, elle contient des oméga 3 (très utiles car impliqués dans la prévention des maladies cardiovasculaires) ;
- certaines margarines sont enrichies en phytostérols et sont uniquement destinées aux personnes ayant un excès de mauvais cholestérol.

Beaucoup de margarines sont allégées en matières grasses : elles sont le plus souvent à 65 % de MG et peuvent être utilisées en usage cru comme en usage cuit.

Mon conseil : *Dans les programmes à 1 200, 1 500 et 1 800 kcal par jour, les quantités sont les mêmes que pour le beurre. Quitte à prendre une margarine, je recommande qu'elle soit allégée (65 % de MG) et enrichie en oméga 3 ; on peut dans ce cas en mettre un tout petit peu plus que le beurre. La margarine aux phytostérols sera réservée en cas d'excès de LDL-cholestérol.*

Les pâtes à tartiner à 20 % de MG

Elles sont très peu grasses. Elles sont riches en eau et à ce titre ne peuvent pas être utilisées en cuisson (elles ne peuvent plus « saisir » l'aliment) ; elles sont uniquement à usage cru. Elles sont enrichies en vitamine A et E, d'où leur couleur jaune très accentuée qui peut dérouter, surtout quand le produit est entamé. Pas de panique, ce n'est que du carotène.

 Que ce soit pour les 1 200, 1 500 et 1 800 kcal, vous pouvez en mettre respectivement 10 g, 20 g et 30 g sur votre pain le matin au petit-déjeuner.

Les graisses à cuire

Le suif, le saindoux, l'huile de palme et le coprah sont des graisses qui contiennent 100 % de lipides, en majorité saturés (le record revient à la graisse de coco, le coprah, qui en contient 90 %) ; c'est pourquoi elles figent à température ambiante ; peu chères, elles sont souvent utilisées pour les cuissons à la poêle ou en friture. Elles résistent très bien aux hautes températures, mais elles imprègnent les aliments de leurs graisses saturées. Il vaut mieux leur préférer l'huile de tournesol ou d'arachide.

Les huiles

Elles contiennent toutes 100 % de lipides ; il n'y a pas d'huiles allégées. Les différences portent sur la nature de leurs lipides :

- les plus saturées : huile de coprah (coco), de palme ;
- la plus riche en oméga 9 (utiles en prévention des maladies cardio-vasculaires) : l'huile d'olive ;
- les plus riches en oméga 6 (on risque d'en avoir trop, donc évitez de ne cuisiner qu'avec ces huiles) : huiles de tournesol, d'arachide, de pépins de raisin, de maïs ;
- les plus riches en oméga 3 (à privilégier) : huile de colza, de soja, de noix. À ne pas cuire.

 Dans le programme à 1 200 kcal, 1 petite c. à soupe d'huile d'olive ou de colza, pour votre vinaigrette. Par ailleurs, faites vos cuissons sans matière grasse. Dans le programme à 1 500 kcal, 1 c. à soupe par jour (de préférence pour les vinaigrettes). Cuisson sans matière grasse. Dans le programme à 1 800 kcal, 2 c. à soupe par jour, dont 1 pour la cuisson, 1 pour la vinaigrette.

La crème fraîche

Elle contient 30 % de MG et 70 % d'eau. Dans le cadre de vos programmes, je vous recommande surtout la crème fraîche allégée à 15 % de MG : 1 c. à soupe n'apporte que 3 g de lipides. C'est très peu et cela fait très plaisir sur une assiette de légumes, avec un peu de sel, de poivre et de persil !

Les légumes

Les légumes occupent le cœur de tous les régimes, un peu trop au goût de certains ! Ils ont effet de nombreuses qualités pour cela :

- **Ils sont rassasiants dans l'immédiat car riches en fibres** (une assiette vous en apporte environ 10 à 15 g soit 30 à 40 % de votre apport quotidien). Mais cette sensation de rassasiement ne dure pas longtemps car ils sont peu caloriques.

- **Ils sont peu caloriques** : en moyenne 30 à 50 kcal/100 g, soit moins de 100 kcal pour une belle assiette de 200 g de légumes. Faites des assiettes panachées. Les calories viennent surtout de la vinaigrette ou de l'huile utilisée pour les faire revenir à la poêle.

- **Ils sont riches en vitamines.** Il y a du bêta-carotène (vitamine A, antioxydante) dans les carottes, le potiron, les épinards, la mâche, le cresson, l'oseille ; du lycopène surtout dans le jus de tomate et la sauce tomate maison ; de la vitamine C, dans le chou cru (rouge ou blanc), le poivron (le rouge en contient 2 fois plus que le vert) et le radis noir (à noter que le radis rose n'en contient pas). Tous les légumes sont par ailleurs de bonnes sources de folates (vitamine B9, très utile pour le développement du bébé pendant la grossesse).

- **Ils sont le plus souvent riches en de nombreux antioxydants,** nécessaires pour protéger les cellules de l'oxydation qui les fait vieillir. On en trouve beaucoup dans les choux, les herbes aromatiques, les épices.

Vous voyez que chaque légume a des qualités différentes de son voisin et que, par conséquent, il est bon de les varier.

- **Quelle fréquence de consommation ?** Mangez-en à chaque repas, en accompagnement principal de la viande, du poisson ou des œufs ; ils peuvent être cuits ou en salade composée. Essayez de prévoir systématiquement un légume cru à chaque repas car ses fibres sont plus efficaces sur le transit et ses vitamines sont intactes.

- **Quelle quantité par portion ?** Une assiette de légumes cuits fait entre 200 et 250 g ; une assiette de crudités fait environ 50 à 100 g.

- **Quelle cuisson ?** À la vapeur (*al dente* pour préserver au mieux les vitamines), à l'eau (pas plus de 15 min ; néanmoins vous perdez environ 40 % des vitamines), au four, au four à micro-ondes, au wok. Les vitamines craignent moins une cuisson brève et intense que prolongée et à simple ébullition.

- **Côté budget** : privilégiez les légumes de saison, les légumes surgelés et les légumes en conserve.

ENTRE LÉGUMES MAISON, SURGELÉS ET EN CONSERVE, QUE CHOISIR ?

Le frais maison est bien évidemment le meilleur en terme de goût. Sur le plan des vitamines, rien ne sera jamais mieux que des légumes sitôt cueillis sitôt cuisinés à la vapeur, *al dente*. Mais qui peut le faire régulièrement ? Vous ? Tant mieux. Sinon, vous les achèterez au marché ou en magasin ; au réfrigérateur, ne les stockez pas plus de trois à quatre jours car les vitamines s'oxydent vite. Sachez que les légumes surgelés ont toutes leurs vitamines d'origine (le froid ne les altère pas) et que celles-ci souffriront un peu de la cuisson à l'eau bouillante pendant les dix à quinze minutes conseillées. Quant aux légumes en conserve, ils ont subi une stérilisation de 150 °C pendant une dizaine de minutes ; il reste environ 30 à 40 % des vitamines d'origine.

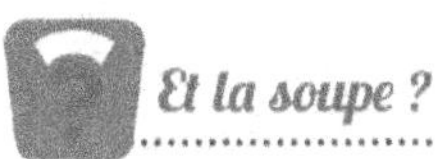

Et la soupe ?

Un plat excellent pour l'hiver (et même en été, en soupe froide) car très rassasiant, peu calorique et profitant des qualités nutritionnelles des légumes (40 % des vitamines d'origine, 100 % du magnésium et du potassium des légumes, 100 % des fibres). Elles sont très faciles à faire à la maison, en variant les légumes utilisés. Elles existent aussi toutes prêtes, soit stérilisées et vendues en briques de carton ou en bouteilles (proches du fait maison en ce qui concerne les vitamines, mais pas le même goût !), soit lyophilisées en poudre (très peu d'intérêt nutritionnel). Un bon bol de soupe bien épaisse (250 à 300 ml) vous apporte moins de 200 kcal ; avec une tranche de jambon, vous avez un plat principal à moins de 300 kcal soit 2 fois moins qu'un plat principal classique. Attention toutefois à certaines soupes « industrielles » enrichies en crème, lardons, croûtons qui finissent par être trop caloriques et grasses. Rien de tel que des bons légumes !

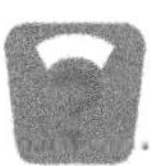

Pourquoi le régime soupe au chou ?

Parce que toute soupe est intéressante sur le plan calorique et qu'elle apporte les vitamines et minéraux des légumes ; donc pourquoi pas la soupe au chou, ce d'autant que le chou est un légume très intéressant car riche en de nombreux antioxydants ! De là à ne prendre que cela, certainement pas car, dans ce cas, vous vous infligez un régime très carencé et sévèrement restrictif (vous perdrez vos muscles et vivrez de nouveau le yo-yo pondéral !).

Les fruits

Tout le monde aime les fruits car, pour la plupart, ils flattent les papilles et satisfont notre attirance innée pour le goût sucré. De plus, ils sont rafraîchissants car la plupart contiennent environ 90 % d'eau. C'est pourquoi on les recherche plus particulièrement en été.

- **Les moins caloriques** (< 50 kcal/100 g, poids moyen d'un petit fruit) car pauvres en sucres (< 10 %) sont : la pastèque, le melon, l'orange, la clémentine, le pamplemousse, le citron, le kiwi, les fraises, les framboises, les groseilles.

- **Les fruits intermédiaires**, moyennement sucrés (10 à 12 %) : la pomme, la poire, la pêche.

- **Les fruits les plus sucrés**, à consommer avec modération (entre 15 et 20 % de sucres) : le raisin, les cerises, l'ananas, l'abricot, la mangue, les litchies, la banane.

La plupart des fruits contiennent des fibres, des vitamines variées (carotène de l'abricot, de la pêche jaune et de la mangue ; vitamine C des agrumes, du kiwi, de la mangue, des litchies, des fraises) et de nombreux antioxydants (polyphénols des raisins et des fruits rouges), magnésium et potassium (banane).

Combien par jour et sous quelle forme ? En moyenne 2 à 3 fruits par jour, de préférence crus à croquer ou en jus, mais aussi cuits en compote (moins de vitamines) sans sucre ajouté. Les fruits au sirop ont perdu l'essentiel de leurs vitamines et se sont enrichis en sucre du sirop.

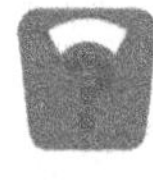

Pourquoi la pomme est-elle le fruit le plus consommé dans les « régimes » ?

Parce qu'elle est très rassasiante, qu'elle a un bon goût sucré et qu'elle se transporte facilement.

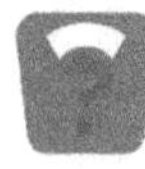

La cure de raisin est-elle vraiment détox ?

Non, c'est une pure invention destinée à faire vendre du raisin. Pour autant le raisin est un très bon fruit, riche en antioxydants, mais en raison de sa teneur élevée en sucres, il faut éviter d'en manger plus d'une petite grappe dans le cadre de mes programmes minceur.

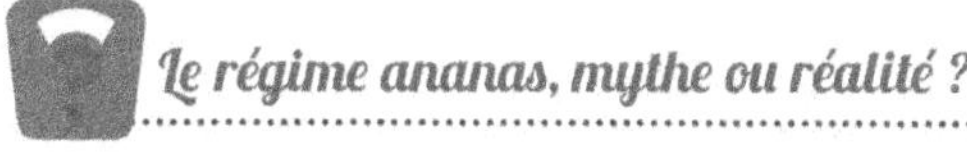

Mythe ! L'ananas est surtout un fruit très sucré ; donc, même frais, à consommer avec modération. En aucun cas, il ne fait maigrir.

Les jus de fruits

Ce sont des fruits pressés, ils en ont donc toutes les qualités : des vitamines et des antioxydants. Qu'ils soient 100 % pur jus ou à base de concentré, ils ne contiennent pas de sucre ajouté.

Il y a différents type de jus de fruits : ceux qui se trouvent au rayon frais et qui se conservent à peine une semaine (ils n'ont pas été pasteurisés, ont subi une hyperpression à froid et ont conservé toutes leurs vitamines), ceux qui se trouvent aussi au rayon frais et se conservent plusieurs semaines (ils ont été flash-pasteurisés et ont légèrement perdu quelques vitamines) et ceux qui se trouvent à température ambiante dans le magasin et qui se conservent plusieurs mois (ils ont subi une stérilisation et ont perdu environ 30 % de leurs vitamines).

Les jus d'agrumes (orange, pamplemousse) sont naturellement riches en vitamine C : un seul verre (200 ml) couvre 70 % (pasteurisé ou stérilisé) à 100 % (pressé maison ou en rayon ultra-frais) de votre besoin quotidien en vitamine C ! Un atout indéniable.

Le classique verre de jus d'orange du matin est donc tout à fait légitime. Préférez les jus d'agrumes et les jus multivitaminés aux jus de pomme et de raisin naturellement plus sucrés et qui ne contiennent pas de vitamine C. Dans le cadre de votre programme minceur, il vaut mieux les éviter dans un premier temps. Attention aussi aux nectars ; ils sont sucrés pour pallier leur goût acide. Évitez-les ou diluez-les fortement (1/5 de nectar et 4/5 d'eau). En somme, un verre de jus de fruit suffit très bien dans la journée. Il fait office d'une portion de fruit, et vous mangerez 2 ou 3 autres fruits plus tard dans la journée.

Les fruits cuits en compote

Si vous faites votre compote vous-même, n'y mettez pas de sucre, mais un bâton de vanille, qui lui donnera un goût délicieux.

Si vous l'achetez dans le commerce, sachez qu'un pot de 100 g contient 2 morceaux de sucre, un pot « allégé en sucres » n'en contient qu'un et un pot « sans sucres ajoutés » n'en contient plus du tout. Devinez lequel je vous recommande !

Les fruits au sirop

Ils ne sont pas très intéressants car ils ont perdu l'essentiel de leurs vitamines et se sont un peu enrichis du sucre de leur sirop. Bien que certains soient « allégés en sucres », autant manger des fruits frais.

Les fruits secs

Ce sont surtout des sources d'énergie utiles aux sportifs ou pendant des efforts prolongés, car ils ont concentré leurs sucres naturels, leur magnésium et leur potassium en raison de la déshydratation. En revanche, ils ont perdu leurs vitamines. Ils sont très caloriques (environ 200 kcal/100 g).

Les fruits oléagineux (amandes, noix, noisettes...)

Ils sont certes relativement caloriques (environ 160 kcal/100 g) car ils sont gras (60 % de lipides), mais ce sont de très bonnes graisses (proches de celles de l'huile d'olive) et surtout, fait remarquable, les amandes sont exceptionnellement riches en vitamine E très antioxydante luttant contre le dépôt du mauvais cholestérol sur la paroi des vaisseaux. On trouve également dans ces oléagineux du magnésium, du potassium et des fibres ! Manger quelques amandes, cela cale et c'est bon pour la santé. Je les recommande en cas de faim entre les repas.

Les féculents

Ils ont pour vocation première de vous apporter de l'énergie grâce aux glucides (amidon) qu'ils contiennent ; de plus, ils procurent une sensation de rassasiement durable. Cette famille comprend les pommes de terre, le riz, les pâtes, les légumes secs, la semoule, les petits pois.

En moyenne, une assiette de 200 g de féculents vous apporte près de 250 kcal (70 % sont apportés par les glucides). Quand ils sont complets, ils apportent également des fibres, des vitamines du groupe B et des minéraux du type magnésium et potassium.

Quelles quantités et à quelle fréquence ? Dans une alimentation équilibrée, il est recommandé de manger chaque jour des féculents à raison soit d'une belle assiette (250 à 300 g) au déjeuner ou au dîner, soit à chaque repas en partageant l'assiette avec les légumes. Les féculents ont l'avantage de bien calmer la faim et de prolonger la sensation de rassasiement. Aux féculents s'ajoute le pain, à raison de 1/2 baguette par jour pour une femme (1 baguette pour un homme).

Mon conseil : *Dans le programme à 1 200 kcal, je vous conseille 70 g de féculents (cuits 2 c. à soupe de riz) par jour, à l'un des deux repas ; pas de pain quand vous mangez vos féculents (c'est l'un ou l'autre). Dans le programme à 1 500 kcal, ce sera 100 à 150 g de féculents en complément des légumes, à chaque repas ; pas de pain. Dans le programme à 1 800 kcal, prévoir environ 150 g de féculents à chaque repas en faisant moitié-moitié avec les légumes, ou à l'un des repas, seuls et dans ce cas à raison d'une portion plus importante (300 g) ; mangez un peu de pain à chaque repas, en plus des féculents.*

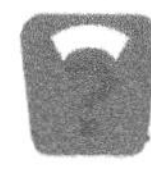

Pourquoi existe-t-il des régimes à index glycémique bas ?

La notion d'index glycémique (IG) reflète la capacité d'un aliment à élever plus ou moins rapidement et plus ou moins fort la glycémie (taux de sucre, le glucose, dans le sang), après sa consommation. L'index glycémique (IG) le plus élevé est de 100 ; le plus bas est inférieur à 30. Plus un aliment élève la glycémie dans l'heure qui suit sa consommation, plus il stimule la sécrétion d'insuline, une hormone fabriquée par le pancréas qui favorise la transformation des glucides en graisse et qui peut donc potentiellement faire grossir. C'est pourquoi, il faut préférentiellement manger des aliments à IG bas ou avoir au repas suffisamment de fibres pour en abaisser l'IG. Cela est d'ailleurs valable non seulement pour perdre du poids, mais aussi chez les diabétiques – et en règle générale pour tout le monde ! Mes différents programmes sont tous à IG bas car ils sont tous riches en fibres par la présence de légumes et de fruits.

Sachez que toutes les assiettes de féculents apportent la même quantité de glucides (40 à 50 g) quelle que soit la nature du féculent consommé ! La différence se fait sur le reste (fibres, vitamines, minéraux…).

Le riz

Le riz complet est 2 fois plus riche en fibres que le riz blanc ; il contient également un peu plus de vitamines du groupe B et de minéraux. Il a un IG plus bas que le riz blanc, c'est pourquoi il faut le privilégier.

Les pâtes

Les pâtes complètes ou cuites *al dente* ont un IG beaucoup plus bas que les pâtes raffinées et très cuites.

Les légumes secs

Ils sont remarquables car ils cumulent les qualités nutritionnelles. Ils ont un IG très bas (< 40) en raison de leur richesse naturelle en fibres ; ils ont des protéines proches de celles de la viande ou du poisson ; ils sont riches en vitamines du groupe B, en fer, en magnésium et en potassium. Mangez-en le plus souvent possible, en complément des légumes. S'ils vous posent des problèmes de digestion, faites-les tremper la veille au soir dans de l'eau, et cuisez-les à l'autocuiseur. Sachez que les lentilles corail se digèrent sans problème.

La semoule

Vous la mangez surtout dans le cadre d'un bon couscous, avec les légumes.

Les petits pois

Ils sont plus à considérer comme des féculents que comme des légumes. Ils sont d'ailleurs très intéressants sur le plan nutritionnel : riches en fibres, comme les légumes secs mais se digérant mieux, et vous apportant du magnésium, du potassium, du carotène et des folates ! Et de plus, avec des carottes, vous avez une belle jardinière de légumes… en somme un plat équilibré.

Les pommes de terre

Elles ont en règle générale un IG très élevé (> 80). Évitez les frites, les pommes dauphine et les chips car elles sont incroyablement grasses : 3 c. à soupe d'huile dans une assiette de frites (15 % de MG), 1 c. à soupe dans un petit sachet de chips (30 % de MG). Privilégiez les frites allégées à cuire au four ou à la vapeur (à 8 %, voire 3 % de MG).

Le pain et les autres produits céréaliers

Le pain

Les Français en mangent en moyenne 100 g par jour (environ 1/2 baguette), sous toutes ses formes : baguette, pain tradition, pain aux céréales, pain de campagne, pain complet, pain de mie… Le pain est riche en glucides (55 % de son poids) et en protéines végétales (10 %). Quand il est complet, il contient davantage de fibres et de vitamines du groupe B.

Repères quantitatifs

Une baguette pèse environ 250 g. Une tranche moyenne de pain de mie pèse environ 25 g. Un petit pain en restaurant d'entreprise pèse environ 30 g.

Quelles quantités et quelles fréquences ? Dans une alimentation équilibrée sans restriction calorique, une femme peut manger l'équivalent de 1/3 à 1/2 baguette par jour (100 à 150 g) et un homme, pratiquement 1 baguette par jour (200 à 250 g). Cela peut vous paraître beaucoup et pourtant, le compte est vite arrivé entre le petit-déjeuner et le pain de chaque repas.

Mon conseil : *Dans le programme à 1 200 kcal, prévoir 40 g de pain le matin ; 30 g au déjeuner à la place des féculents (si vous mangez des féculents, pas de pain) ; au dîner, pas de pain, ou exceptionnellement une petite tranche de pain. Dans le programme à 1 500 kcal, le pain peut être présent à tous les repas (total de 100 g par jour) : 50 g le matin, 20 à 30 g à chaque repas en accompagnement des légumes et pour accompagner la part de fromage du jour. Si vous prenez des féculents à chaque repas en accompagnement des légumes, pas de pain. Dans le programme à 1 800 kcal, c'est pain (100 à 150 g par jour) et féculents à chaque repas !*

Tous les pains sont possibles dans mes programmes minceur. Sachez toutefois que le pain blanc de la baguette a un IG très rapide (proche de 100) et que le pain tradition a un IG très bas (< 40). Les autres pains ont un IG intermédiaire, ni très bas, ni trop élevé. Si vous souffrez de constipation, prenez du pain au son, complet ou aux céréales (1 tranche vous apporte près de 2 g de fibres).

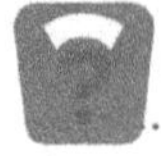

Puis-je me mettre au régime sans gluten ?

Oui, si vous êtes authentiquement intolérant au gluten, non si vous ne l'êtes pas. En effet, le gluten en soi ne fait pas grossir ; ce n'est qu'une protéine. Si vous perdez du poids en suivant un régime sans gluten c'est parce que vous baissez votre consommation de pain, de pâtes, de biscuits et gâteaux et que vous ne les compensez pas systématiquement par les mêmes produits sans gluten.

Donc, en fait vous suivez un régime avec peu de féculents, tout simplement, sauf que celui-ci vous coûte plus cher. Par ailleurs, si vous supprimez les produits sans gluten, avant même d'avoir fait les examens pour savoir si vous avez une maladie cœliaque, vous risquez de négativer vos anticorps et de négativer faussement les résultats. Reprenez du gluten pendant un mois et faites ensuite les examens (recherche d'anticorps antitransglutaminases, sur ordonnance). Ensuite, vous pourrez agir en connaissance de cause.

Les biscottes

Elles sont plus concentrées en calories car plus sèches. Il y a autant de calories dans 4 biscottes que dans 50 g de pain, dans 3 biscottes *vs* 40 g de pain, dans 2 biscottes *vs* 30 g de pain. Facile de s'en souvenir ! Si vous souffrez de constipation, prenez des biscottes au son (1 biscotte vous apporte environ 1 g de fibres).

Les céréales de petit-déjeuner

Elles ont la réputation d'être très caloriques, grasses et sucrées ; en réalité, tout est affaire de quantité consommée, comme d'habitude en nutrition.

- Concernant les calories : elles contiennent en moyenne entre 400 et 450 kcal pour 100 g. Un bol de 35 g de céréales vous apporte donc environ 150 kcal ; c'est tout à fait compatible avec les petits-déjeuners de mes différents programmes minceur.

- Concernant le sucre : les 80 % de glucides que l'on voit figurer sur les emballages ne sont pas 80 % de sucre ; à la base, il y a l'amidon des céréales utilisées (maïs, blé, riz, avoine…) auquel est ajouté du sucre, chocolat ou miel. Le plus souvent, au final, il y a moitié d'amidon et moitié de sucres ajoutés (« sucres simples » sur l'étiquette). Un bol de 35 g de céréales vous apporte en réalité environ 30 g de glucides totaux dont environ 15 g d'amidon et 15 g de sucres ajoutés, soit l'équivalent de 3 morceaux de sucre. C'est compatible avec mes régimes.

- Concernant le gras : à part les céréales qui contiennent des amandes, noix, noisettes (au demeurant, c'est du bon gras) et des copeaux de chocolat, la plupart des autres céréales sont très pauvres en matières grasses.

 Dans le cadre du programme à 1 200 kcal ou du programme à 1 500 kcal, privilégiez les céréales un peu moins sucrées que les autres à savoir les céréales positionnées minceur (elles contiennent du sucre, mais un peu moins que les autres), les céréales nature et les flocons d'avoine (sans sucres ajoutés). Dans tous les cas, ne dépassez pas 35 g.

Les viennoiseries

Qu'il s'agisse de pain au chocolat, pain aux raisins, pain au lait, brioche, croissant, sachez qu'une viennoiserie vous apporte environ 300 kcal, certaines étant surtout riches en matières grasses (croissant, brioche) et d'autres en matières grasses et en sucre (pain au chocolat et aux raisins). C'est aussi pour cela qu'on les aime !

Dans une alimentation équilibrée, elles ont tout à fait leur place tant qu'elles sont consommées avec modération. Le tout est de n'en prendre qu'une, et d'accompagner cette délicieuse viennoiserie d'un yaourt et d'un fruit.

 Dans le programme à 1 200 kcal, votre viennoiserie couvre déjà la totalité des calories du petit-déjeuner (300 kcal). Vous l'accompagnerez alors d'un thé ou d'un café. Vous prendrez votre laitage et votre fruit en collation l'après-midi. Dans le programme à 1 500 kcal, votre viennoiserie couvre 70 % des calories du petit-déjeuner (400 kcal). Vous l'accompagnerez d'un yaourt nature et d'un fruit – pas de sucre et produits sucrés sur le reste de la journée. Dans le cadre du programme à 1 800 kcal, vous l'accompagnez d'un yaourt nature et d'un fruit et ne dépassez pas 2 morceaux de sucre dans la journée (ou équivalent).

Le sucre et les produits sucrés

Nous aimons manger sucré, certains plus que d'autres, car le glucose est le carburant de base de nos cellules. Nous sommes équipés de bourgeons du goût sur notre langue qui envoient un message de plaisir au cerveau quand nous mangeons sucré, et notre pancréas est programmé pour fabriquer une hormone (l'insuline) qui permet à ce glucose d'entrer dans les cellules, pour y produire le plus souvent de l'énergie.

Ce glucose si précieux nous vient de la digestion de l'amidon des féculents, pains et produits céréaliers, mais aussi des sucres naturels des fruits et du lactose du lait, et également du sucre ajouté (le saccharose).

Pour avoir suffisamment de glucose tout au long de la journée, nous avons donc besoin des aliments qui nous apportent des glucides. Nous pouvons toutefois nous passer de sucre ajouté si nous mangeons suffisamment de féculents et de fruits par ailleurs.

L'objectif par rapport au sucre ajouté est de réfléchir au maximum que l'on peut consommer dans la journée dans le cadre d'une alimentation équilibrée, variée, raisonnable et savoureuse.

Repères quantitatifs

Ce chiffre a été évalué par l'OMS en 2001 : le sucre ajouté est à hauteur de 10 % des calories de la journée. En somme, si vous avez besoin de 2 000 kcal par jour, le sucre ne devrait pas dépasser 200 kcal, soit l'équivalent de 50 g de sucre soit 10 morceaux de sucre (1 g apporte 4 kcal). C'est un maximum à ne pas dépasser. Devant la progression de l'obésité dans le monde, l'OMS a récemment suggéré que l'on descende à la valeur de 5 %, soit un maximum de 5 morceaux de sucre ajouté par jour.

Mon conseil : *Je ne vous interdis pas le sucre, car je sais combien il est important de préserver le plaisir de manger quand on suit un régime.*

Dans le programme à 1 200 kcal, autorisez-vous 2 morceaux de sucre par jour : par exemple, 1 c. à café de confiture sur votre pain le matin (1 morceau de sucre) et 2 carrés de chocolat dans l'après-midi ou le soir (1/2 morceau de sucre par carré). Dans le programme à 1 500 kcal, 4 morceaux de sucre par jour : 1 bol de céréales le matin (2 morceaux de sucre), 2 petits biscuits l'après-midi (1 morceau de sucre par biscuit). Dans le programme à 1 800 kcal, vous pouvez ajouter au 1 500 kcal 2 carrés de chocolat le soir (soit un total de 5 à 6 morceaux de sucre par jour).

Pour que vous soyez autonome dans vos choix, voici les teneurs en sucre ajouté de quelques produits courants.

ALIMENT ET PRODUIT	NOMBRE DE MORCEAUX DE SUCRE AJOUTÉS
1 pot de yaourt aux fruits ou aromatisé	2
1 crème dessert	2 à 3
1 yaourt édulcoré aux fruits	0
1 pot de compote (100g)	2
1 pot de compote allégée en sucres	1
1 pot de compote sans sucres ajoutés	0
1 petit biscuit (10 à 15 g)	1
1 gros biscuit (20 g)	2
1 petite glace (20 g)	1
1 gros bâton d'esquimau	2 à 3
1 part de gâteau au chocolat	3
1 part de brownie	3 à 4
Un pain au chocolat ou aux raisins	2 à 3
1 c. à café de pâte à tartiner noisette	2 à 3
1 carré de chocolat	0,5
1 pot de mousse au chocolat	3 à 4
1 canette de soda au cola ou fruits (33 cl)	7
1 verre de boisson aux fruits (250 ml)	4
1 verre d'eau aromatisée sucrée	2
1 verre de soda light	0
1 c. à café de confiture ou de miel	1
1 lait chocolaté (25 cl)	2 à 3
1 c. à soupe de chocolat en poudre	2 à 3
1 jus de fruit pressé ou en bouteille	0

COMMENT LIRE LES ÉTIQUETTES

Question de terminologie :

- Les glucides représentent tous les glucides totaux de notre alimentation, qu'il s'agisse de l'amidon des féculents, des sucres naturels des fruits, du lactose du lait et du sucre ajouté.

- Les sucres simples dits aussi « sucres » représentent les sucres de petite taille comme ceux des fruits, des laitages et du sucre ajouté (le saccharose)

- Le « sucre » représente le sucre ajouté (le saccharose) ; en morceau, en poudre, de betterave ou de sucre de canne, c'est celui qui se trouve dans les produits sucrés.

Dans la règlementation de l'étiquetage, il est obligatoire de mentionner les glucides totaux, dont les sucres simples (pouvant venir des fruits, du lait, ou du sucre ajouté). En revanche, vous ne voyez pas figurer le terme de « sucre ajouté » ; c'est regrettable car ce serait bien plus clair pour vous. Prenons quelques exemples :

- Un pot de yaourt aux fruits : sur étiquette/100 g, vous voyez figurer 15 g de « glucides » dont 15 g de « sucres simples ». Dans ces 15 g de « sucres simples », il y a 5 g de lactose (le glucide naturel du lait) et 10 g de « sucre ajouté ». Il y a donc 2 morceaux de sucre (5 g par morceau).

- Des céréales de petit-déjeuner : sur étiquette/100 g, vous voyez figurer 73 g de « glucides » dont 25 g de « sucres simples ». Cela signifie qu'il y a 48 g d'amidon (73 – 25) et 25 g de « sucres simples » qui en l'occurrence ne sont que du sucre ajouté car il n'y a pas de fruit ni de lait dans le produit. En somme, dans 100 g de ces céréales il y a 5 morceaux de sucre et dans une portion de 35 g, environ 2 à 3, tout à fait compatibles avec le besoin en sucre du petit-déjeuner.

- Tout cela est tout à fait incompréhensible pour le consommateur, et les projets d'étiquetage avec feux vert, orange et rouge ne vous en apprendront guère plus. Ne serait-il pas plus simple de faire figurer tout simplement la quantité de sucre ajouté par portion consommée ?

Les édulcorants

Il y a deux catégories de personnes : celles qui ont besoin du goût sucré dans leur quotidien et celles qui sont « salé » plutôt que « sucré ». Quand on est au régime et que l'on est « sucré », c'est l'enfer ! C'est dans ce contexte que les édulcorants sont bien utiles car ils permettent d'avoir le goût sucré en bouche sans en avoir les calories ; dans ce cas, il y a le choix entre l'aspartame, la stevia, le sucralose.

Faites-en un bon usage mais n'en profitez pas pour entretenir votre appétence extrême au goût sucré. Par exemple, même si vous savez que le soda light ne vous apporte pas de calories, ce n'est pas une raison pour en boire à table à la place de l'eau.

Les autres sucres

- **Le fructose** : c'est un sucre lent qui a un pouvoir sucrant supérieur à celui du sucre. C'est pourquoi on peut en mettre moins dans un produit, pour un même goût sucré, et économiser ainsi des calories. De plus, c'est un sucre lent et donc il a tout pour plaire aux diabétiques et aux personnes en quête de perte de poids. Toutefois, du fructose, il y en a partout sous forme de sirop de fructose. On peut en consommer des quantités importantes, sans forcément s'en douter. Or, au-delà de 50 g par jour, on s'est aperçus que cela augmentait le risque d'élever le taux de triglycérides dans le sang ; ce n'est pas forcément très bon pour le cœur et les vaisseaux. Donc, pas d'excès ; ce n'est pas un produit miracle ; au demeurant, il apporte autant de calories que le sucre.

- **Le sirop d'agave** : il est très riche en fructose et c'est pourquoi il est très médiatisé. Les remarques précédentes s'appliquent pleinement à lui.

- **Le maltitol** : on voit se développer des pâtisseries au maltitol. C'est un sucre de la famille des polyols (comme le sorbitol, le xylitol… utilisés dans les chewing-gum « sugar free ») ; il est 2 fois moins calorique que le sucre, car il est mal absorbé et passe moins dans le sang ; le reste est éliminé dans les selles ; il est toutefois fermenté par les bactéries de la flore intestinale et, en cas d'excès, provoque des fermentations et ballonnements désagréables. Moins de calories certes, mais peut-être aussi moins de confort digestif.

Repères quantitatifs

Pour tous les produits qui ne contiennent pas de fruits et de lait, les sucres simples sont forcément du sucre ajouté. Divisez le chiffre par 5 pour avoir le nombre de morceaux de sucre. Comparez ce qu'il vous apporte en morceaux de sucre à la portion par rapport à un maximum à ne pas dépasser (5 à 6 dans le cadre de 1 800 kcal par jour, 3 à 4 dans le cadre de 1 500 kcal, et 2 dans le cadre de 1 200 kcal par jour).

Les boissons

L'eau est bien évidemment votre boisson de référence ; il est important d'en boire au moins 1,5 litre par jour, soit 7 à 8 verres, répartis tout au long de la journée, pendant et entre les repas. Eau du robinet, eau de source, eau minérale, tout est bon.

> **LES IDÉES REÇUES SUR L'EAU ET LE POIDS...**
>
> - Certaines eaux sont conseillées pour faire maigrir. Faux, l'eau ne fait pas maigrir, mais elle contribue à l'élimination des déchets produits lors de l'amaigrissement ; c'est pour cette raison qu'il est bon de boire suffisamment en règle générale et *a fortiori* lors d'un régime. Il faut avoir les urines claires ! Au demeurant, certaines eaux calciques et magnésiennes peuvent corriger des carences en ces deux minéraux liées à des régimes trop sévères et déséquilibrés.
> - Pour maigrir, il faut beaucoup suer, cela fait fondre la graisse. Faux, la graisse ne contient pas d'eau. Les cures de sudation ne contribuent qu'à déshydrater le corps ; la perte de poids sur la balance n'est que le reflet de la déshydratation ; il suffit de boire suffisamment pour que ces kilos reviennent ; il ne s'agit pas de graisse.
> - Il faut éviter de boire pendant les repas, cela empêche de digérer. Faux, l'estomac peut tout à fait accueillir 2 ou 3 verres d'eau pendant le repas sans que cela l'empêche d'effectuer son travail de digestion.

Quelles eaux choisir ?

Tout dépend de vos habitudes alimentaires et de votre état de santé :

- Si vous consommez trop peu de produits laitiers (< 2 par jour), choisissez plutôt une eau minérale calcique ; elle vous apporte environ 500 mg de calcium par litre, soit 50 % de votre besoin quotidien en calcium (Contrex®,Courmayeur®).
- Si vous souffrez de constipation (ce qui est fréquent dans un régime), choisissez plutôt une eau minérale riche en sulfate de magnésium (Hépar®).
- Si vous avez des calculs d'acide urique ou une hyperuricémie, buvez plutôt une eau gazeuse ; elles sont en général riches en bicarbonates de soude qui facilitent la dissolution des calculs d'urates dans les urines.
- Si vous buvez des eaux aromatisées, vérifiez bien qu'elles soient sans sucre, sinon c'est 10 morceaux de sucre par litre !

Les jus de fruits

Ils sont du fruit pressé et rien que cela, qu'ils soient pressés maison ou en bouteille (100 % pur jus ou à base de concentré) ; ils ne contiennent pas de sucre ajouté. En boire 1 verre par jour, par exemple au petit déjeuner. Les jus d'agrumes couvrent au moins 70 % du besoin quotidien en vitamine C. Pour plus de détails, voir le paragraphe consacré aux jus de fruits dans la fiche aliments « Les fruits », p. 165.

Le café, le thé

Ils ne sont pas caloriques tant que l'on n'y ajoute pas de sucre. Vous pouvez consommer environ 3 à 4 tasses de café par jour ou 1/2 litre de thé. Attention à l'excès potentiel de caféine, source d'anxiété, de troubles du sommeil et d'éventuelles palpitations. Les régimes à base de thé ou de café ne font pas maigrir, c'est une fausse idée reçue.

Les boissons sucrées

Les sodas au cola ou aux fruits et les boissons aux fruits contiennent 20 morceaux de sucre ajouté par litre (7 morceaux de sucre par canette de 33 cl). C'est totalement incompatible avec le suivi d'un régime. Si vous aimez le goût de ces boissons, il vous reste la solution du light. Le sucre est totalement remplacé par un édulcorant de type aspartame, stevia ou sucralose. Pas de danger, mais ce n'est pas une raison pour en boire un litre par jour. Attention aux sodas allégés en sucre, mélanges de sucre et d'édulcorants ; il y a encore beaucoup trop de sucre.

Les boissons alcoolisées

Vous savez qu'elles contiennent de l'alcool, mais vous ne vous doutez pas combien elles sont caloriques : en moyenne 100 à 150 kcal le petit ballon de rouge ! C'est dire que lorsque vous prenez un apéritif (un kir) et deux verres de vin à table, vous en avez pour 300 à 450 kcal soit le nombre de calories de votre dîner ! Donc, buvez un verre de vin ou d'apéritif mais pas deux, et continuez à l'eau pétillante à table.

Le sel, les herbes aromatiques et les épices

Le sel

Il n'y a pas de raison d'en baisser la consommation lors d'un régime, sauf en cas de rétention d'eau et d'œdèmes dans les jambes. Pour autant, ce n'est pas une raison pour saler sans retenue, car l'excès de sel augmente le risque d'hypertension artérielle ; or, le surpoids l'augmente déjà et donc il n'est pas nécessaire d'aggraver la situation (concernant la question de l'hypertension, voir la fiche « Si vous avez de l'hypertension », p. 134).

Repères quantitatifs

- Ne pas dépasser 6 à 8 g de sel par jour.
- 1 pincée de sel apporte environ 1 g de sel.
- 1 part de produit salé (plat, charcuterie, fromage, condiments, chips) apporte environ 2 à 3 g de sel.
- 1 baguette apporte 2 à 3 g de sel.

Ail, oignons et herbes aromatiques

L'ail et l'oignon sont très riches en antioxydants. Les herbes aromatiques, aussi ! Mangez-en tant que vous voulez. Cela vous incitera à mettre moins de sel. C'est le moment de donner du goût à vos plats et à vos légumes avec le persil, le cerfeuil, la ciboulette, la menthe, le basilic, le thym, la sauge, le romarin…

Les épices

Elles ont démontré des effets positifs et indéniables sur la santé, en particulier dans la gestion des inflammations, des défenses immunitaires et dans la prévention du cancer. Or, le surpoids et bien évidemment l'obésité sont des terrains prédisposants à l'inflammation des organes, à l'abaissement des défenses immunitaires et à l'augmentation du risque de cancer (cela est démontré pour le cancer du sein et du col de l'utérus chez les femmes obèses).

Il faut donc augmenter sa consommation d'épices : celles qui ont démontré le plus d'efficacité en prévention/gestion des cancers sont le ginseng et le gingembre ; en prévention/gestion de l'inflammation, le curcuma (associé à du poivre et de l'huile d'olive).

Donc mettez-en à toutes les sauces, arrosez-en généreusement vos assiettes de crudités, vos plats de légumes et même vos desserts (avec la cannelle). C'est le moment de revisiter vos plats et de vous sevrer des sauces !

L'idéal est de connaître quelques recettes rapides, simples, savoureuses et légères en calories. Mettez peu de farine, de beurre et d'huile dans vos recettes. Utilisez la crème fraîche allégée à 15 % de MG (5 fois moins grasse que le beurre).

Les entrées

Vinaigrette allégée (4 pers.)

INGRÉDIENTS : 1,5 c. à s. d'huile de colza, 1,5 c. à s. d'eau, 1 c. à s. de vinaigre, 1 c. à c. de moutarde, sel.

PRÉPARATION : délayez la moutarde et le sel dans le vinaigre, ajoutez l'huile progressivement en remuant vivement, puis l'eau pour alléger la sauce.

Tzatziki (2 pers.)

INGRÉDIENTS : 200 g de fromage blanc à 0 % de MG, 1 gousse d'ail, 1 concombre, 1/2 botte de ciboulette, 1 citron, 1 c. à s. de crème fraîche allégée à 15 % de MG.

PRÉPARATION : coupez le concombre en tranches fines et faites-le dégorger au moins 1 h avec du gros sel. Rincez et mélangez le concombre et le fromage blanc, en y ajoutant l'ail et la ciboulette finement coupés, la crème fraîche allégée, le jus du citron. Salez et poivrez.

Rémoulade de céleri (2 pers.)

INGRÉDIENTS : 200 g de céleri, 3 c. à s. de fromage blanc à 20 % MG, 1 citron, 1 c. à c. de moutarde, sel, poivre, persil.

PRÉPARATION : pelez et râpez le céleri en y ajoutant le jus du citron. Fouettez le fromage blanc, la moutarde, le reste du jus de citron, le sel et le poivre. Incorporez-les au céleri râpé.

Salade de quinoa (4 pers.)

INGRÉDIENTS : 200 g de quinoa , 1 petite boîte de maïs, 150 g de pois chiches cuits, 2 tomates, 1 poivron rouge, 1/2 pomme, 1 c. à c. de moutarde, 2 c. à s. de vinaigre, jus de 1 citron, 2 c. à s. d'huile de colza, sel et poivre.

PRÉPARATION : faites cuire le quinoa. Dans un saladier, mélangez le quinoa avec les tomates, la pomme et le poivron coupés en dés, le maïs et les pois chiches. Faites la vinaigrette avec la moutarde, le citron, le vinaigre et l'huile. Salez et poivrez. Servez bien frais en ajoutant en dernière minute de la coriandre bien fraîche.

Potage freneuse (4 pers.)

INGRÉDIENTS : 200 g de blancs de poireaux, 200 g de navets, 30 g de margarine allégée à 65 % de MG, 1 l d'eau, 400 g de pommes de terre, 5 cl de crème fraîche allégée.

PRÉPARATION : taillez les navets, faites revenir les blancs de poireaux émincés dans un peu de margarine allégée. Mouillez avec l'eau et portez à ébullition. Ajoutez les navets. Salez légèrement et laissez cuire à couvert à feu doux. Après cuisson, réservez un peu de jus. Ajoutez la crème et portez à ébullition. Passez au chinois et dressez dans des assiettes creuses.

Soupe vichyssoise (4 pers.)

INGRÉDIENTS : 2 blancs de poireaux, 4 pommes de terre, 80 cl de bouillon de veau, 60 cl de lait 1/2 écrémé, 15 g de beurre, sel, poivre.

PRÉPARATION : lavez les blancs de poireaux et taillez-les en rondelles. Épluchez les pommes de terre et coupez-les en petits morceaux. Faites revenir les légumes à la casserole dans un peu de beurre. Ajoutez le bouillon, recouvrez la cocotte et laissez mijoter 15 à 20 min. Transvasez dans un récipient à bord haut. Ajoutez le lait et mixez.

Soupe à l'ail (4 pers.)

INGRÉDIENTS : 80 g d'ail rose épluché, 6 pommes de terre, 300 g de carottes, 1 c. à s. de crème fraîche allégée à 15 % de MG, 1 l d'eau, 1 bouillon cube de légumes, poivre.

PRÉPARATION : lavez, épluchez et coupez en petits morceaux les pommes de terre et les carottes. Mettez le tout dans une cocotte avec l'ail découpé en morceaux, l'eau et le bouillon. Laissez cuire 30 min après ébullition. Mixez, ajoutez la crème allégée, le poivre et servez.

Soupe froide de cresson (4 pers.)

INGRÉDIENTS : 1 botte de cresson, 2 l d'eau, 1 yaourt, sel, poivre.

PRÉPARATION : nettoyez bien le cresson, faites-le cuire pendant 10 min à l'eau bouillante salée. Égouttez-le, et mixez-le. Ajoutez la moitié de l'eau de cuisson et laissez refroidir. Incorporez alors le yaourt bien frais, sel et poivre et servez bien frais.

Fondue de poireaux (2 pers.)

INGRÉDIENTS : 4 poireaux, 2 c. à s. de crème fraîche allégée, noix de muscade, sel, poivre.

PRÉPARATION : lavez et coupez les poireaux en rondelles. Faites-les cuire au four avec un fond d'eau pendant au moins 10 min. Ils doivent être tendres. Égouttez-les à la sortie. Ajoutez la crème, la muscade. Salez et poivrez.

Salade de lentilles à l'orange (4 pers.)

INGRÉDIENTS : 1 boîte de lentilles (≈ 500 g), 1/2 gousse d'ail, 3 oranges, 2 c. à s. d'huile de noix, 1 c. à s. de vinaigre, 30 g de noix concassées, sel, poivre.

PRÉPARATION : pelez 2 oranges à vif et détachez-les en quartiers. Pressez l'autre orange et réservez le jus. Dans un bol, mélangez le vinaigre avec le sel et le poivre. Ajoutez l'huile de noix et fouettez vivement. Égouttez et rincez les lentilles. Ajoutez le jus d'orange, l'ail écrasé, puis la vinaigrette. Ajoutez les quartiers d'oranges et les noix. Servez.

Les plats principaux

Quiche lorraine (4 pers.)

INGRÉDIENTS : 1 rouleau de pâte brisée, 200 g de dés de jambon, 2 œufs, 200 ml de lait écrémé, 2 c. à s. de crème fraîche à 15 % de MG, 40 g de gruyère râpé, sel, poivre, muscade.

PRÉPARATION : préchauffez votre four à 180°C. Placez du papier sulfurisé au fond de votre moule. Y étaler votre pâte brisée. Dans un saladier, mélangez œufs, crème, lait et jambon, sel, poivre et muscade. Versez sur la pâte et parsemez de gruyère râpé. Enfournez 20 à 25 min. Servez avec une salade verte.

Pâtes à la carbonara (2 pers.)

INGRÉDIENTS : 200 g de pâtes complètes, 100 g de jambon fumé, 2 c. à s. de crème fraîche allégée à 15 % de MG, 1 jaune d'œuf, sel, poivre, coriandre fraîche

PRÉPARATION : coupez le jambon en morceaux et faites-le doucement chauffer dans une casserole, avec la crème, le sel, le poivre et le jaune d'œuf. Faites cuire les pâtes. Déposez-les dans les assiettes et recouvrez-les de votre mélange. Ajoutez un peu de coriandre fraîche.

Blanquette de veau (4 pers.)

INGRÉDIENTS : 600 g de veau, 1 oignon, 4 champignons, 2 carottes, 3 c. à s. de farine, persil, clous de girofle, 1 cube de bouillon de légumes, , 4 c. à s. de crème fraîche allégée, jus de 1 citron, 1 jaune d'œuf.

PRÉPARATION : faites revenir les morceaux de viande dans une cocotte avec un peu de matière grasse (beurre et huile). Ajoutez la farine, l'oignon émincé, les carottes coupées en rondelles, les champignons en morceaux. Mélangez. Salez, poivrez et ajoutez les clous de girofle, le persil et le cube de bouillon de légumes. Faites cuire 2 h. Avant de servir, mélangez dans un bol le jaune d'œuf avec la crème fraîche allégée et le jus de citron et ajoutez à la blanquette de veau.

Frites allégées (4 pers.)

INGRÉDIENTS : 1 kg de pommes de terre, 2 c. à s. d'huile de tournesol, sel.

PRÉPARATION : coupez les pommes de terre en frites, malaxez-les dans un saladier (ou agitez-les dans un sac plastique bien fermé) avec 2 c. à s. d'huile. Préchauffez le four à 180°C. Quand il est bien chaud, enfournez-y les frites disposées sur la lèchefrite pendant 40 à 45 min. Retirez-les quand elles sont bien dorées. Elles ne contiennent que 2 à 3 % de MG (au lieu de 15) !

Pâtes à la bolognaise (4 pers.)

INGRÉDIENTS : 400 g de pâtes, 400 g de steak haché, 2 gros oignons, 6 tomates, 1 c. à s. d'huile d'olive, origan, sel, poivre.

PRÉPARATION : dans une poêle, faites revenir les oignons émincés dans l'huile d'olive, puis quand ils sont translucides, ajoutez les tomates coupées, l'origan, le sel et le poivre. Ajoutez le steak haché et mélangez avec votre sauce tomate maison. Faites mijoter de 10 à 15 min, à feu découvert en remuant souvent. Faites cuire les pâtes *al dente*. Versez la sauce dessus, mélangez et servez bien chaud.

Légumes farcis (4 pers.)

INGRÉDIENTS : 400 g de filets de cabillaud, 4 légumes à farcir (tomates, poivrons, courgettes, gros oignons), 1/2 bouquet de persil plat, 1/2 bouquet de fines herbes, 1 œuf, 10 cl de lait écrémé, 50 g de pain de mie écroûté, 6 noix, 1 c. à s. d'huile d'olive, sel et poivre.

PRÉPARATION : préchauffez le four à 180-210°C. Nettoyez les légumes et coupez-les en 2. Salez l'intérieur et mettez-les à égoutter. Salez et poivrez les filets de poisson et faites-les revenir dans un peu d'huile d'olive. Trempez le pain de mie dans le lait. Ajoutez-y les noix concassées, le persil, la ciboulette puis le cabillaud cuit écrasé et l'œuf. Farcissez les légumes de ce mélange et recouvrez-les avec les chapeaux. Disposez dans un plat, avec le reste d'huile d'olive et laissez cuire au four environ 50 min.

Béchamel allégée (1 pers.)

INGRÉDIENTS : 10 g de maïzena, 100 ml de lait écrémé, 10 g de matière grasse allégée à 60 % de MG, sel, poivre, muscade.

PRÉPARATION : délayez la maïzena dans un peu de lait froid. Chauffez le reste du lait. Quand il est chaud, versez la maïzena délayée et remuez sans cesse jusqu'à obtenir la consistance désirée. En dehors du feu, ajoutez la matière grasse allégée, puis le sel, le poivre et la muscade.

Salade du Sud-Ouest (4 pers.)

INGRÉDIENTS : 400 g de pommes de terre, 300 g de haricots verts, 100 g de dés de jambon, 200 g de tomates cerises, 2 c. à s. d'huile, 1 c. à s. de vinaigre balsamique,1 c. à c. de moutarde forte, sel, poivre, ciboulette.

PRÉPARATION : dans une casserole d'eau salée, faites cuire les pommes de terre épluchées et les haricots verts. Dans un saladier, mélangez vinaigre, moutarde, huile, ciboulette, sel et poivre et versez les pommes de terre, les haricots, le jambon et les tomates coupées en dés. Mélangez et mettez au frais pendant 2 h avant de servir.

Tagliatelles de courgettes (4 pers.)

INGRÉDIENTS : 4 courgettes, 2 c. à s. de basilic frais émincés, 1 belle c. à s. d'huile d'olive, sel, poivre.

PRÉPARATION : lavez soigneusement les courgettes. À l'aide d'un économe, faites de longs rubans, et faites-les revenir dans la poêle avec l'huile d'olive. Salez, poivrez et ajoutez le basilic frais.

Rôti de veau aux champignons (6 pers.)

INGRÉDIENTS : 800 g de rôti de veau, 250 g de champignons forestiers (cèpes, girolles, trompettes, pleurotes), 1 tige de céleri, 1 carotte, 1 oignon, 1 gousse d'ail, 1 petite botte de persil, sel, poivre, 2 c. à s. d'huile d'olive.

PRÉPARATION : hachez grossièrement tous les légumes, le persil et l'ail et faites-les fondre 5 min à feu doux dans l'huile. Ajoutez les champignons, salez, poivrez et laissez cuire encore 5 min. Coupez des tranches intercalées dans votre rôti et glissez-y la farce de légumes. Ficelez le rôti, et faites-le dorer dans la cocotte. Lorsqu'il est doré, ajoutez 1/2 verre d'eau et laissez cuire à feu doux pendant 40 min à feu couvert.

Gratin dauphinois (6 pers.)

INGRÉDIENTS : 800 g de pommes de terre, 150 g de dés de jambon, 20 cl de lait concentré non sucré 1/2 écrémé, 60 g d'emmental, 1 c. à s. de lait 1/2 écrémé, 1 oignon, sel, poivre, muscade.

PRÉPARATION : préchauffez votre four à 200 °C. Lavez, pelez et coupez en rondelles les pommes de terre et l'oignon. Faites revenir les morceaux d'oignon dans une poêle jusqu'à ce qu'ils soient dorés. Faites précuire les rondelles de pommes de terre dans une casserole d'eau bouillante salée. Dans un saladier, mélangez le lait concentré, la moitié du fromage et la muscade. Versez la cuillère de lait dans le fond de votre plat et procédez par couches : les tranches de pommes de terre et l'oignon, le lait concentré, les dés de jambon et ainsi de suite. Parsemez le restant de fromage et enfournez 35 min.

Sauté de veau aux coings (6 pers.)

INGRÉDIENTS : 600 g de jarret de veau, 2 c. à s. d'huile d'olive, 2 kg de coings, 2 oignons, 1 dose de safran, 2 c. à c. de cannelle en poudre, 1 citron.

PRÉPARATION : coupez la viande en gros dés. Pelez et émincez les oignons. Faites dorer 5 min l'ensemble dans une cocotte avec un peu d'huile d'olive. Ajoutez le safran et la cannelle. Salez et poivrez. Couvrez d'eau, portez à ébullition et laissez cuire 45 min à petit feu. Retirez la viande de la cocotte. Réservez. Retirez le duvet des coings en les frottant ou épluchez-les comme une poire. Coupez-les en 4, retirez les pépins, le cœur et les parties dures. Arrosez de jus de citron. Faites cuire environ 25 min dans le jus de cuisson. Ajoutez le veau pour le réchauffer. Prolongez la cuisson de 5 min et servez.

Hachis parmentier aux 3 couleurs (4 pers.)

INGRÉDIENTS : 300 g de purée de carottes surgelée, 300 g de purée de courgettes ou de brocolis surgelée, 300 g de purée de céleri surgelée, 300 g de viande de bœuf hachée, 1 oignon, 1 c. à s. d'huile d'olive, 1 boîte de tomates concassées, 2 c. à s. de gruyère râpé, persil, ail, sel et poivre.

PRÉPARATION : préchauffez votre four à 180 °C. Réchauffez au micro-ondes les purées dans des plats différents selon les indications du paquet. Faites revenir dans une poêle avec un peu d'huile d'olive, l'oignon et la viande hachée, puis les herbes et les tomates concassées. Dans un plat allant au four, versez la viande puis ajoutez les purées par couches successives. Saupoudrez de gruyère et enfournez pendant 30 min.

Conchiglioni farcies (4 pers.)

INGRÉDIENTS : 20 grosses pâtes coquillages (conchiglioni), 400 g d'épinards hachés surgelés, 4 tranches de saumon fumé, 200 g de fromage blanc à 0 % de MG, sel, poivre.

PRÉPARATION : faites cuire séparément les épinards et les pâtes. Préparez la farce en mélangeant les épinards, le fromage blanc, les lamelles de saumon fumé. Salez et poivrez. Farcissez les pâtes et déposez-les dans un grand plat avec un peu d'eau au fond du plat. Recouvrez d'un papier aluminium et faites cuire environ 20 min à 220 °C.

Tagliatelles de concombre au saumon (4 pers.)

INGRÉDIENTS : 2 concombres, 100 g de saumon fumé, 1 yaourt nature, 2 citrons, 3 pincées de paprika, sel, poivre, gros sel.

PRÉPARATION : découpez vos concombres en longues lanières et faites-les dégorger dans une passoire avec du gros sel. Préparez la sauce avec le yaourt, le jus de citron, sel, poivre et paprika. Découpez le saumon fumé en lanières et mélangez-les au concombre rincé. Ajoutez la sauce.

Papillote de lapin aux épices (4 pers.)

INGRÉDIENTS : 4 cuisses de lapin, 2 grosses carottes, 1 citron vert, 1 c. à s. d'huile d'olive, 1 c. à c. de piment en poudre, 1 branche de thym et de romarin, sel, poivre.

PRÉPARATION : préchauffez le four à 180-210 °C. Posez les cuisses de lapin au centre de chaque papillote de papier sulfurisé, mettez un filet d'huile d'olive, ajoutez les rondelles de carottes, le zeste du citron vert. Arrosez du jus du citron vert, sel, poivre, piment, thym et romarin. Fermez avec des pinces plates adaptées. Laissez cuire 30 à 40 mn.

Osso bucco de dinde aux olives (4 pers.)

INGRÉDIENTS : 2 oignons, 1 tête d'ail, 2 feuilles de laurier, 2 tomates, 1 kg d'aubergines, 80 g d'olives vertes dénoyautées, 2 c. à s. d'huile d'olive, 600 g de morceaux de dinde, 1 c. à s. de concentré de tomates, 1 pincée de thym, sel et poivre.

PRÉPARATION : lavez les légumes. Émincez les oignons, écrasez l'ail, taillez les aubergines en cubes, coupez les tomates en petits morceaux. Verser l'huile d'olive dans la cocotte-minute. Faites-y suer les oignons pendant 2 min. Ajoutez la dinde et laissez dorer sur toutes les faces. Ajoutez ensuite tous les ingrédients et 15 cl d'eau, salez et poivrez. Laissez cuire doucement pendant 12 à 15 min.

Les desserts

Les desserts sont souvent trop caloriques car trop riches en beurre, farine et sucre. Vous pouvez utiliser du beurre allégé à 41 % de MG et de plus petites quantités de sucre. Concernant les édulcorants, vous pouvez en utiliser et dans ce cas, je vous indique les quantités nécessaires. Toutefois, si vous ne souhaitez pas consommer d'édulcorant, vous pouvez utiliser le sucre, à condition d'en mettre moins que dans une recette traditionnelle. Je vous propose au choix les 2 types d'ingrédients.

Clafoutis (4 pers.)

INGRÉDIENTS : 500 g de pommes et de poires, 3 c. à s. de farine, 3 c. à s. d'édulcorant (ou 2 c. à s. de sucre), 3 œufs, 1 pincée de sel, 25 cl de lait 1/2 écrémé.

PRÉPARATION : faites un puits avec la farine, cassez-y les œufs un à un et mélangez. Ajoutez le sel, l'édulcorant (ou le sucre) et délayez avec le lait. Pour parfumer la pâte, au choix : eau de fleur d'oranger, rhum, kirsch, etc. Mettez les 500 g de fruits préparés (sans la peau et les pépins) dans un plat chemisé avec du papier sulfurisé et versez la pâte dessus. Enfournez à four très chaud et baissez (210 °C) au bout de 5 min. Laissez cuire environ 35 min.

Bavarois aux fraises (6 pers.)

INGRÉDIENTS : 1 l de yaourt brassé, 4 feuilles de gélatine, 1/2 citron, 600 g de fraises, 15 g d'édulcorant (ou 2 c. à s. de sucre), 10 cl de lait écrémé.

PRÉPARATION : faites tremper les feuilles de gélatine 30 min dans de l'eau froide. Nettoyez et égouttez les fraises puis mixez-les (gardez-en 6 pour décorer). Mélangez le yaourt avec le jus de citron, l'édulcorant (ou le sucre) et la purée de fraises. Faites fondre la gélatine dans le lait chauffé. Versez sur le mélange yaourt-fraises. Versez dans des coupes et réservez au frais pendant au moins 2 h. Garnissez chaque coupe avec 1 fraise coupée en lamelles.

Nectarines farcies (4 pers.)

INGRÉDIENTS : 4 nectarines, 2 citrons, 100 g de gingembre frais, 1 gousse de vanille, 40 g de riz rond, 50 cl de lait 1/2 écrémé, 5 g d'édulcorant (ou 1 c. à s. de sucre), 1 l d'eau, 1 jaune d'œuf.

PRÉPARATION : lavez et coupez les nectarines en 2 et retirez les noyaux. Épluchez le gingembre, prélevez le zeste des citrons et taillez-les en fine julienne. Pochez les nectarines 20 min dans une casserole d'eau frémissante.

À mi-cuisson, plongez-y la julienne gingembre-citron. Pendant ce temps, faites bouillir le lait et la gousse de vanille dans une petite casserole. Versez le riz, une pincée de sel et laissez cuire à feu doux 20 min. Quand le riz est bien moelleux, retirez-le du feu et ajoutez le jaune d'œuf et l'édulcorant (ou le sucre) selon votre goût. Déposez 2 oreillons par assiette, farcissez le centre de riz au lait et de julienne.

Mousse au chocolat *(4 pers.)*

INGRÉDIENTS : 2 œufs, 40 g de chocolat noir à pâtisser, 60 cl de lait écrémé, 1 c. à s. d'édulcorant (ou de sucre en poudre).

PRÉPARATION : faites fondre le chocolat dans le lait chaud. Ajoutez les jaunes d'œufs et l'édulcorant (ou le sucre). Laissez refroidir. Incorporez délicatement les blancs battus en neige. Dressez en coupelles et servez frais.

Glace au fromage blanc *(4 pers.)*

INGRÉDIENTS : 300 g de framboises ou de fraises, 150 g de fromage blanc à 0 % de MG bien froid, 200 g de lait concentré 1/2 écrémé non sucré, 3 à 4 c. à s. d'édulcorant (ou 2 c à s. de sucre).

PRÉPARATION : placez quelques instants tous les ingrédients (sauf l'édulcorant) au congélateur. Versez les fruits surgelés dans un mixeur, ajoutez le fromage blanc, le lait concentré bien froid puis l'édulcorant (ou le sucre). Mixez pendant 1 min environ, c'est prêt !

Semoule au lait à la vanille *(1 pers.)*

INGRÉDIENTS : 15 cl de lait, 12 g de semoule très fine, 1 c. à c. de sucre (ou édulcorant), extrait de vanille.

PRÉPARATION : faites chauffer le lait et ajoutez la semoule. Remuez sans cesse jusqu'à épaississement (3 min environ). Hors du feu, ajoutez le sucre (ou édulcorant) et l'extrait de vanille. Versez dans un ramequin et laissez refroidir avant de déguster.

Salade de fruits d'automne *(4 pers.)*

INGRÉDIENTS : 150 g de raisin blanc, 200 g de mirabelles, 200 g de poires, 20 g d'amandes effilées, jus de citron, 1 c. à c. de miel.

PRÉPARATION : lavez les fruits. Enlevez pépins, noyaux et placez-les dans un saladier. Épluchez et épépinez les poires, coupez-les en dés et ajoutez-les au saladier. Arrosez le tout de jus de citron. Ajoutez le miel. Mélangez et dressez en coupelles. Au moment de servir, faites griller les amandes et répartissez-les dans les coupelles. Vous pouvez aussi y ajouter un peu de fromage blanc à 0 % de MG.

Papaye au four (2 pers.)

INGRÉDIENTS : 1 papaye, 1 c. à s. d'édulcorant pour cuisson (ou de sucre), 1 citron vert, quelques gouttes d'extrait de vanille, 1 pointe de crème chantilly allégée.

PRÉPARATION : coupez les papayes en 2 dans le sens de la longueur. Ôtez les graines et la partie filandreuse du centre. Tailladez 2-3 fois la chair et saupoudrez chaque 1/2 fruit d'édulcorant (ou de sucre). Versez quelques gouttes de citron vert et d'extrait de vanille. Disposez les papayes et enfournez 20 min à 210 °C. Servez chaud avec une pointe de Chantilly allégée.

Pommes fondantes (4 pers.)

INGRÉDIENTS : 4 pommes de 150 g, le jus d'un citron, cannelle en poudre, 4 c. à c. d'aspartam en poudre.

PRÉPARATION : découpez 4 feuilles de papier sulfurisé. Épluchez les pommes. Citronnez-les. Retirez le cœur des pommes. Disposez 1 pomme au centre de chaque feuille. Saupoudrez d'aspartame (ou de 1/2 c. à c. de sucre) et de cannelle. Fermez soigneusement chaque papillote. Faites cuire au four 20 min à 210 °C. Savourez chaud.

Crème de kiwis (1 pers.)

INGRÉDIENTS : 50 g de fromage blanc à 0 % MG, 10 cl de lait écrémé, 100 g de kiwis, 5 à 10 g de sucre (ou édulcorant).

PRÉPARATION : passez les kiwis au moulin à légumes pour obtenir une purée. Incorporez le fromage blanc, le lait et le sucre (ou édulcorant). Servez frais.

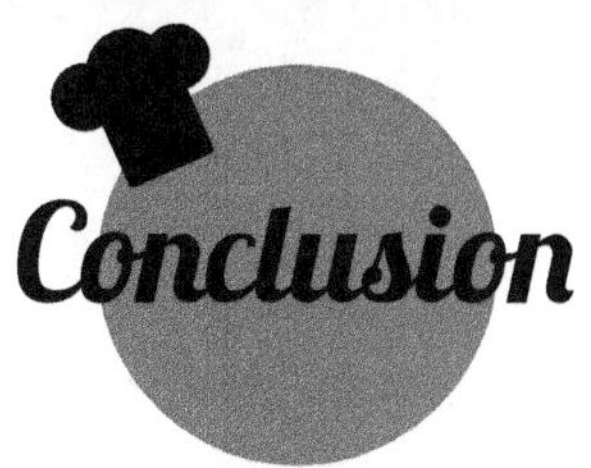

Conclusion

Vous avez enfin votre propre régime sur mesure !

Voici en synthèse les raisons pour lesquelles ma méthode vous permet de maigrir efficacement et durablement.

- **Elle vous incite à mieux vous connaître** et à comprendre les raisons de votre prise de poids. Cela est essentiel, car à chaque cause correspond une solution adaptée. Autrement dit, le même régime pour tout le monde est un contresens. Il vous faut trouver la solution qui vous convient et c'est l'objectif de ma méthode : je vous trouve la solution qui vous convient !

- **Elle renforce votre élan vital et décuple votre envie de maigrir,** en vous permettant d'identifier votre déclic de motivation et de le rendre encore plus fort ! Il vous rendra plus solide que jamais face aux tentations qui seront nécessairement nombreuses.

- **Elle vous propose des étapes successives** à des échelles d'apport caloriques tout à fait raisonnables, avec de vrais repas complets et rassasiants, sans carences, sans envie de grignotage entre les repas – le tout sur fond de gourmandise.

- **Elle tient compte de vos envies** car un bon régime est un régime que l'on a envie de suivre longtemps. Vous aimez manger sucré ? Vous aimez le fromage et la charcuterie ? Vous n'aimez pas trop les légumes ? Vous n'aimez pas le sport ? Pas de problème ! Je vous donne plein de conseils et d'astuces pour vous faire maigrir tout en respectant vos envies.

- **Elle vous apprend à être autonome** et à savoir réagir en toutes circonstances, que ce soit au restaurant, chez des amis, en vacances… Vous apprenez tout sur les aliments, leurs qualités et leurs défauts et vous corrigez par vous-même les petits et grands excès qui donnent tout leur sel à la vie.

En somme, vous maigrissez avec bonheur et en toute gourmandise, sans frustrations et sans abîmer votre santé ! Vous avez enfin votre régime à vous ! Quoi de mieux ?

Dépot légal : Janvier 2016

Imprimé en Allemagne par BoD